YOGA SUR CHAISE

pour les seniors, les débutants et les employés de bureau

**Routine quotidienne de 5 MINUTES avec
INSTRUCTIONS ÉTAPE PAR ÉTAPE
ENTIÈREMENT ILLUSTRÉES**

Réduire la douleur, améliorer la santé et la force musculaire

BLUESKY CLASS

BLUESKY CLASS

est un éditeur indépendant, si vous appréciez ce livre, pensez à nous soutenir en laissant un avis !

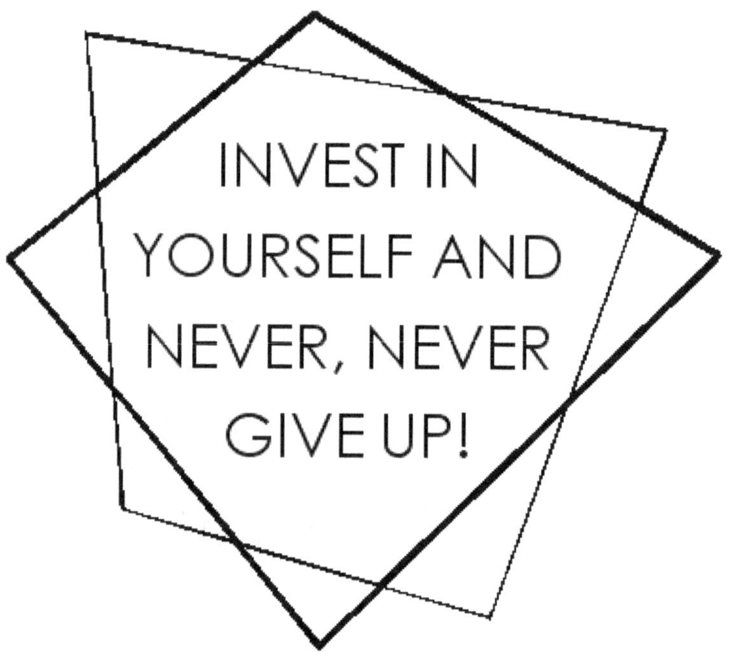

BLUESKY CLASS

Chapitre quatre : Notre programme intermédiaire dédié

Introduction

Rester actif est la clé d'une bonne santé et du bien-être. C'est encore plus important pour les personnes âgées, car cela aide à prévenir les défis liés à l'âge. Bien que les séances d'entraînement ou les exercices normaux comme l'entraînement en force pour rester actif puissent être parfaits pour votre santé, cela peut être un peu plus difficile pour les personnes âgées. Les risques de chutes, de blessures, de douleurs articulaires ou de foulures sont plus élevés chez les personnes âgées. En outre, il est difficile pour les personnes âgées d'être incitées à vouloir faire une longue course ou à faire de la gym. C'est ici que le yoga intervient.

Les personnes âgées peuvent rester actives et améliorer leur force musculaire et leur flexibilité tout en réduisant les risques de chutes, de foulures musculaires et d'autres blessures en effectuant des exercices de yoga. Il a été prouvé dans plusieurs études que le yoga a de nombreux avantages pour les personnes âgées. Pas seulement les personnes âgées, mais le yoga est vraiment bénéfique pour tout le monde. Si vous êtes déjà fort et en bonne santé, la pratique du yoga vous aidera à maintenir votre force musculaire et votre état de santé. Et si vous avez des problèmes de santé, qu'ils soient liés à la vieillesse ou non, temporaires ou chroniques, la pratique du yoga vous aidera à retrouver une bonne santé et la force et la stabilité qui ont été compromises par votre condition.

Le yoga peut être pratiqué par n'importe qui. Cependant, en raison des différents niveaux de difficulté et du répertoire complexe du yoga ancien, la pratique du yoga traditionnel peut être intimidante pour les personnes qui ne sont pas stables sur leurs pieds, celles qui découvrent l'idée, celles qui veulent commencer lentement ou celles qui qui se sentiraient simplement plus confiants assis. Cela est particulièrement vrai pour les personnes âgées et celles qui ont des problèmes de mobilité. La bonne nouvelle est que le yoga propose des exercices pour chaque groupe de compétences, et si vous appartenez à ce groupe de personnes, le yoga sur chaise est ce qu'il y a de mieux pour vous.

Le yoga sur chaise est un type de branche Hatha du yoga. Hatha est le yoga du corps qui comprend des postures, la respiration et la méditation. Le yoga sur chaise peut être pratiqué assis pendant toute la session ou, dans certains cours, debout et en utilisant la chaise comme support pour l'équilibre. L'une des plus grandes choses à propos du yoga sur chaise est qu'il peut être pratiqué par des personnes de toute taille, âge, forme, capacité, niveau d'activité, ceux qui ont des blessures passées, des maladies chroniques, des problèmes de poids, des handicaps ou toute personne qui veut augmenter son ou son amplitude de mouvement grâce à des exercices graduels et doux. En d'autres termes, n'importe qui peut pratiquer le yoga sur chaise. Les personnes âgées peuvent profiter de tous les avantages du yoga sans avoir à se lever et à descendre du sol ni à stresser leurs articulations grâce à la pratique du yoga sur des chaises.

Le yoga sur chaise cultive une connexion corps-esprit, vous aidant à créer une meilleure harmonie entre votre corps, votre esprit et votre esprit. De plus, les personnes âgées qui pratiquent le yoga sur chaise bénéficient d'une flexibilité et d'une stabilité améliorées. La flexibilité et l'équilibre sont très importants dans l'exécution de la plupart des tâches et mouvements quotidiens. La plupart des personnes âgées éprouvent des douleurs ou des engourdissements occasionnels ou parfois chroniques aux pieds. Sans oublier les douleurs articulaires évidentes. Étant donné que les pieds et les articulations sont à la base de votre mobilité, la plupart des personnes âgées ont une mobilité limitée, ce qui est le principal responsable du risque accru de chutes chez les personnes âgées. Un yoga sur chaise bien fait met l'accent sur les pieds et les articulations, les étire et les renforce. Tenir une pose pendant plusieurs respirations aide également à détendre et à détendre vos muscles et vos tissus conjonctifs, ce qui aide à augmenter votre amplitude de mouvement. Une étude publiée dans la revue internationale de thérapie montre que la pratique du yoga sur chaise peut considérablement améliorer la flexibilité globale des personnes âgées (Ferinatti, et al. 2014).

Un autre avantage important du yoga sur chaise chez les personnes âgées est l'augmentation de la force des os et du corps. Donc, si vous vous inquiétez de la fragilité des os et de l'arthrose, devenez accro aux cours de yoga. Une routine de yoga cohérente peut aider à renforcer la force des os et à renforcer tout votre corps. Des recherches prometteuses menées auprès de femmes ménopausées ont suggéré que la pratique du yoga peut améliorer la densité osseuse (Harvard Health, 2022). Les personnes âgées avec des os solides sont flexibles et moins sujettes aux chutes.

La réduction du stress et de l'anxiété et l'amélioration de la respiration sont également courantes chez les personnes qui pratiquent le yoga, y compris les personnes âgées qui pratiquent le yoga sur chaise. Tous les types de yoga exigent intrinsèquement que vous soyez conscient de votre respiration et que vous assuriez des mouvements méditatifs. Ce faisant, vous déplacez votre attention des pensées stressantes vers le présent, créant ainsi un sentiment de paix et favorisant la relaxation. Les recherches menées sur le cortisol et les effets antidépresseurs du yoga ont démontré que le yoga aide à réduire les niveaux de cortisol, l'hormone du stress, et réduit également les symptômes d'anxiété (Thirthalli et al. 2013).

Une enquête menée par le National Institute of Health Survey indique également que 85% des personnes qui ont déclaré avoir pratiqué le yoga ont déclaré avoir ressenti une réduction du stress en conséquence (Wellness-related...2012). La pratique du yoga en matière de contrôle de la respiration aide à augmenter la capacité de vos poumons, améliorant ainsi votre santé pulmonaire. Une étude menée sur l'influence du yoga sur la fonction pulmonaire des femmes âgées a révélé que les femmes qui ont pratiqué le yoga trois fois par semaine pendant 12 semaines ont connu une amélioration significative de leur fonction cardiaque (Bezera et al. 2014).

Le yoga aide également à renforcer la confiance et à réduire la dépression. La plupart des personnes âgées se retrouvent seules sans famille avec qui vivre. Cette expérience peut entraîner de la solitude et du stress, puis se transformer en dépression. Le yoga peut aider à réduire les symptômes de la dépression chez tous les âges, y compris les personnes âgées de plus de 60 ans (Bridges & Sharma, 2017).

La plupart des personnes âgées se plaignent de troubles du sommeil. Le yoga peut vous y aider. Si vous avez du mal à dormir la nuit, essayez le yoga. Comme tout autre exercice ou type de yoga, le yoga sur chaise peut aider à réguler le rythme circadien de votre corps et à améliorer la qualité du sommeil. Il fournit juste la bonne quantité d'effort sans vous n'épuiser ni vous pousser au point d'inconfort. Une étude publiée dans la National Library of Medicine a démontré que l'intervention du yoga est efficace pour gérer l'insomnie et d'autres problèmes de sommeil (Wang et al. 2020).

Bien que la liste des avantages du yoga soit interminable, vous risquez de ne pas en récolter ou même d'aggraver votre situation.

<u>Vous vous demandez pourquoi ?</u>

La façon dont vous exécutez les séquences compte plus que toute autre chose. Ne pas réussir peut vous coûter cher. C'est pourquoi, dans ce livre, nous vous présentons des instructions étape par étape sur la façon d'effectuer correctement les séquences de yoga sur chaise les plus percutantes.

Comment utiliser ce livre

Quel que soit l'endroit où vous décidez de commencer à lire ce livre, nous vous recommandons de lire les paragraphes suivants qui mettent en évidence les principes du yoga, les précautions et ce dont vous avez besoin pour commencer vos programmes de yoga sur chaise. Nous vous encourageons également à lire le chapitre 1 « Techniques de respiration » et assurez-vous que vous avez saisi les concepts de respiration et que vous pouvez contrôler votre respiration avant de commencer à pratiquer le yoga. La plupart des poses sont accompagnées d'illustrations pour vous aider à visualiser les instructions écrites.

Les programmes de ce livre sont parfaits pour :

- Débutants à la recherche d'un moyen à faible risque et à faible enjeu d'essayer le yoga pour la première fois
- Les personnes souffrant d'arthrose des mains, des genoux et des hanches
- Les personnes âgées à la recherche d'exercices doux pour les articulations et connus pour réduire les douleurs
- Les personnes qui, en raison de blessures ou de limitations de mobilité, veulent éviter les poses debout et/ou les poses au sol
- Toute personne sédentaire et souhaitant que les exercices sur chaise compensent les effets négatifs d'une position assise prolongée
- Toute personne pouvant bénéficier d'un programme de yoga sur chaise pratique et abordable
- Professeurs de yoga à la recherche de mouvements créatifs et de nouvelles séquences à ajouter à leur répertoire de yoga sur chaise

Nous avons divisé les programmes de pratique du yoga dans les catégories suivantes :

- Techniques de respiration
- Exercices d'échauffement
- Programme d'introduction spécialisé pour les débutants absolus
- Programme intermédiaire dédié
- Programme avancé exclusif
- Programme débutant pour l'arthrose des mains, des genoux et des hanches
- Programme intermédiaire pour l'arthrose des mains, des genoux et de la hanche

Chacun des programmes ci-dessus propose une gamme de poses / séquences différentes qui conviennent le mieux aux personnes ayant les niveaux et les descriptions de programme spécifiés. Cela a pour but de rendre votre pratique du yoga sur chaise confortable, sûre et épanouissante, tout en tenant compte des limitations physiques que vous pourriez rencontrer. Chaque séquence prend 10 minutes après l'échauffement, vous pouvez donc suivre chacune ou choisir selon votre emploi du temps.

Principes du YOGA

Comme tout autre exercice physique, le yoga a des principes directeurs que vous devez suivre pour maximiser vos performances et tirer le meilleur parti des avantages que la pratique du yoga apporte. Les principes suivants s'appliquent à tous les types de yoga, y compris le yoga sur chaise.

- **Bonne respiration :** La respiration est la clé du yoga. Nous insistons beaucoup sur la respiration correcte car elle aide votre corps à rester connecté à votre esprit et concentré sur le présent. Soyez conscient de vos techniques de respiration de yoga et suivez les indices de respiration dans les instructions pour vous assurer que vous tirez le meilleur parti de votre pratique.

- **Forme corporelle et exercice appropriés :** Effectuer votre pratique de yoga sous une forme appropriée et de la bonne manière permet d'éviter les blessures. Effectuez vos exercices de yoga lentement, doucement et en toute conscience.

- **Relaxation appropriée :** Travaillez pour atteindre une relaxation complète du corps et de l'esprit. Faites tout ce qu'il faut pour libérer toutes les tensions de vos muscles et de votre cerveau. La meilleure façon d'atteindre la relaxation est de commencer par une technique de respiration et des exercices d'échauffement (discutés dans les chapitres un et deux) qui vous aideront à vous sentir détendu avant la pratique du yoga proprement dite.

- **Pensée positive et méditation :** Le yoga nécessite de l'auto-motivation, du désir et des ondes positives. Penser positivement vous rendra heureux. Soyez reconnaissant et fier de ce que vous avez, de qui vous êtes et de ce que vous pouvez accomplir.

- **Une bonne nutrition :** L'exercice et la nutrition sont comme des piliers qui constituent une structure de sorte que si vous négligez ou abaissez l'un d'eux, toute la structure s'effondre. Sans une bonne alimentation, vous ne bénéficierez pas beaucoup de la pratique du yoga. Vous devez donc également faire attention aux calories que vous consommez.

Précautions

Même si le yoga sur chaise est la voie la plus sûre et la plus douce pour atteindre vos objectifs de mise en forme, ne vous y lancez jamais sans l'avis de votre médecin et le « feu vert » pour le faire. Demandez à votre médecin quels exercices vous devriez et ne devriez pas faire. Les exercices et poses de yoga sont parfois difficiles ; cependant, vous ne devriez pas ressentir de douleur lorsque vous pratiquez une posture. "Écoutez" votre corps, au cas où vous ressentiriez une douleur dans une pose, arrêtez-vous immédiatement. Travaillez toujours dans une amplitude de mouvement sans douleur. En yoga, il existe plusieurs façons d'atteindre le même objectif. C'est pourquoi vous trouverez dans ce livre quelques poses qui étirent le même muscle et différentes poses pour les personnes ayant des niveaux d'activité différents. N'hésitez donc jamais à sauter une pose et à passer à ce que vous pensez être plus facile pour vous ou qui convient le mieux à votre niveau d'activité et à votre condition.

Portez une attention particulière aux problèmes de santé suivants :

✓ **Ostéoporose :** Effectuez toujours les mouvements de manière lente et en toute conscience pour lubrifier et créer de l'espace dans vos articulations. Dans le cas d'une pose qui implique une torsion, choisissez toujours la variation la plus douce et ne vous forcez JAMAIS dans une position tordue avec vos mains. Lorsque vous effectuez une pose qui implique une flexion vers l'avant à partir de la taille, déplacez-vous de l'articulation de la hanche sans arrondir votre dos et ne dépassez pas 45 degrés. Surtout, évitez toujours les rebonds et les chocs.

✓ **Pression artérielle élevée ou basse :** pour les poses qui impliquent de déplacer la tête et/ou la poitrine vers le haut ou vers le bas, déplacez-vous lentement et avec conscience pour permettre au corps de s'adapter au changement.

✓ **Arthrite de la colonne vertébrale/dégénérescence osseuse et éperons :** gardez toujours la tête droite lorsque vous effectuez une posture qui implique de vous pencher en arrière. Ne laissez pas votre tête tomber à l'arrière.

Ce dont vous avez besoin pour commencer

Vous n'avez pas besoin d'équipement sophistiqué pour pratiquer le yoga sur chaise. Vous avez juste besoin d'une chaise, de votre souffle, de votre désir et de votre corps. Pour vous rendre plus confortable et stable pendant que vous pratiquez votre yoga sur chaise, considérez ce qui suit :

VÊTEMENTS

Portez des vêtements amples et confortables dans lesquels vous pouvez vous déplacer facilement. Assurez-vous d'avoir suffisamment chaud. Ne portez pas de chaussures, effectuez toutes vos postures de yoga sur chaise pieds nus.

TAPIS DE YOGA

Vous pouvez placer un tapis de yoga sous votre chaise pour l'empêcher de glisser sur le sol et pour amortir vos pieds afin d'éviter les frottements.

TYPE DE CHAISE

Vous avez besoin d'une chaise solide, solide et sans accoudoirs qui restera dans la même position que vous vous déplacez. Vous pouvez également avoir d'autres accessoires de yoga comme des blocs de mousse, un traversin ou des couvertures qui peuvent fournir un soutien confortable à vos pieds et à vos os de siège.

Chapitre Un :
Techniques de respiration (Pranayama)

L'accent mis sur la respiration est ce qui rend le yoga magique et unique par rapport aux autres activités physiques. Sinon, ce ne seraient que des étirements et de la gymnastique. Une bonne respiration est le principe fondamental du yoga ; c'est l'un des outils les plus précieux pour changer l'état de votre esprit. Il vous aide à vous sentir détendu et à maintenir la concentration, la chaleur dans le corps et une bonne circulation, ainsi qu'à vous rafraîchir en cas de surchauffe. Contrairement à la plupart des exercices aérobies où vous devez respirer par la bouche pour aider à refroidir votre corps, la plupart des respirations de yoga se font généralement par la narine pour vous aider à maintenir la chaleur dans le corps.

La technique de respiration est l'un des mouvements les plus faciles à intégrer et à mettre en œuvre dans votre routine quotidienne. Chaque posture de yoga commence par la respiration. La pratique de la respiration dans le yoga est ce que nous appelons le *pranayama* qui signifie « contrôle de la respiration ». Dans ce chapitre, vous trouverez une série de techniques de respiration différentes que vous pouvez facilement intégrer à votre routine pour vous aider à réchauffer ou à refroidir votre corps, ainsi que pour récolter d'autres avantages pendant que vous pratiquez vos poses de yoga sur chaise. Prenez simplement votre temps pour apprendre à exécuter correctement chacune des techniques et vous verrez les changements instantanément.

Respiration nasale alternée (Nadi Shodhana)

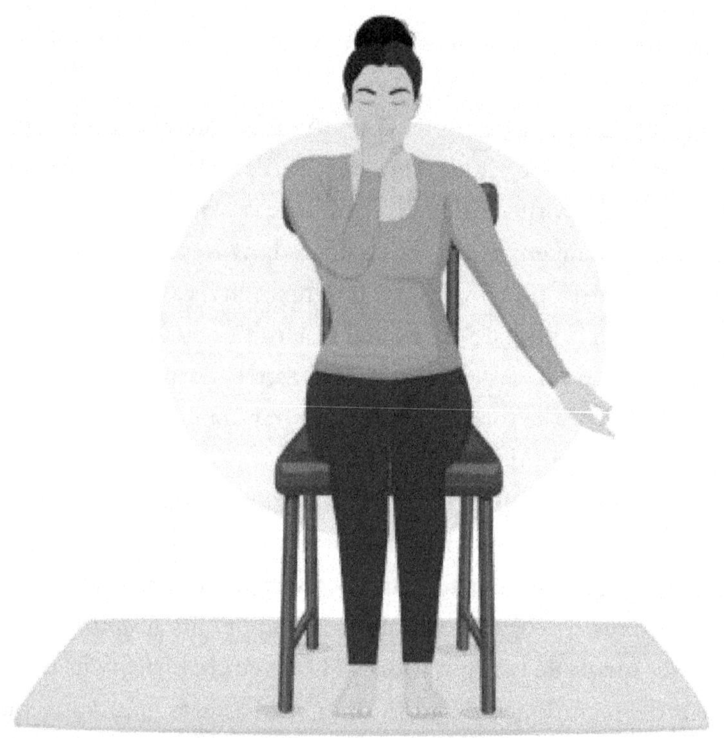

Faire attention à la qualité de votre respiration et suivre son flux dans vos narines est l'un des moyens les plus rapides de vous calmer et de vous calmer. Cette technique de respiration vous calme immédiatement lorsque vous vous sentez anxieux ou agité. Il améliore également le sommeil et la respiration nasale et stimule la réflexion.

Instructions étape par étape

- **Asseyez-vous droit et confortable sur la chaise avec votre colonne vertébrale droite et détendue, les pieds fermement plantés sur le sol à environ la largeur des hanches, et** inspirez et expirez lentement par les deux narines pour vous sentir plus à l'aise.

- Placez votre pouce droit sur votre narine droite et votre annulaire ou votre index droit sur la narine gauche en maintenant un léger contact avec eux tout au long. Fermez votre narine droite en appuyant doucement dessus avec le pouce et inspirez par la narine gauche.
- Relâchez votre pouce et fermez votre narine gauche en appuyant doucement dessus avec votre index ou votre annulaire droit et expirez par la narine droite.
- Répétez en alternant entre vos narines gauches et droite.

Souffle de l'océan (Ujjayi Pranayama)

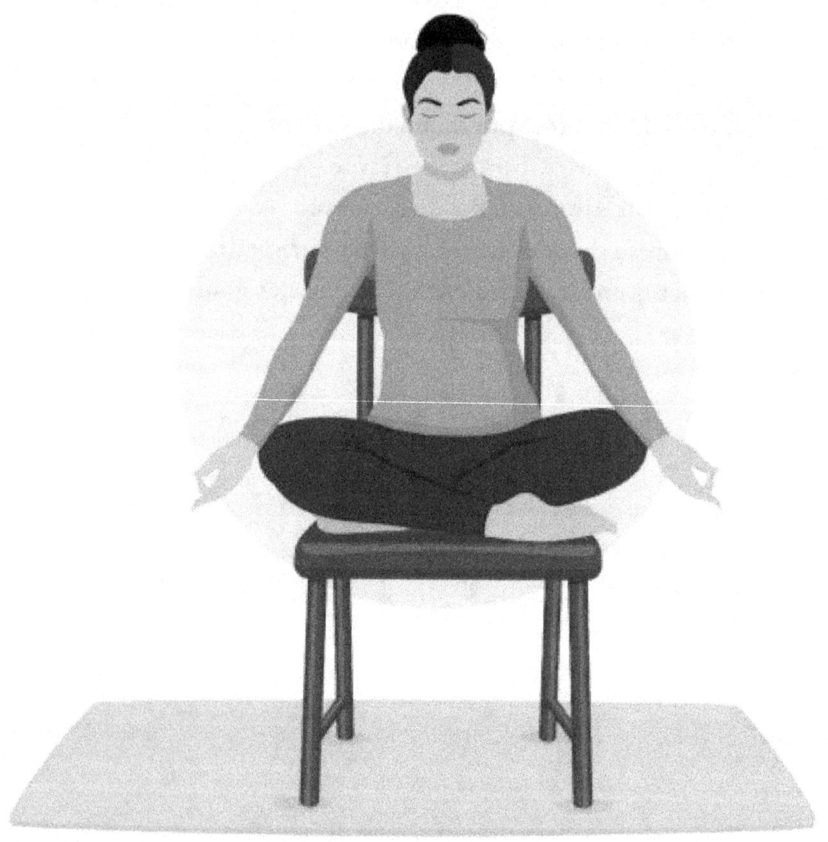

Cette technique de respiration de yoga est utilisée lors de la circulation et du maintien dans les postures. Il vous aide à rester alerte, détendu et plein d'énergie.

Instructions étape par étape

- Asseyez-vous droit et confortable dans la chaise avec vos pieds à plat sur le sol.
- Reposez vos mains sur vos genoux avec les paumes vers le

haut et les pouces et les index entrelacés.

- Inspirez un peu plus profondément que la normale par le nez, puis expirez avec la bouche ouverte et faites un son prolongé « haaaaah » silencieux. Répétez ceci deux fois.

- Essayez maintenant de faire un son similaire à l'inspiration et à l'expiration avec la bouche fermée et en respirant par le nez. Pour y parvenir, vous devrez resserrer doucement votre gorge, en fermant son dos pendant que vous inspirez.

Souffle Purifiant (Kapalbhati)

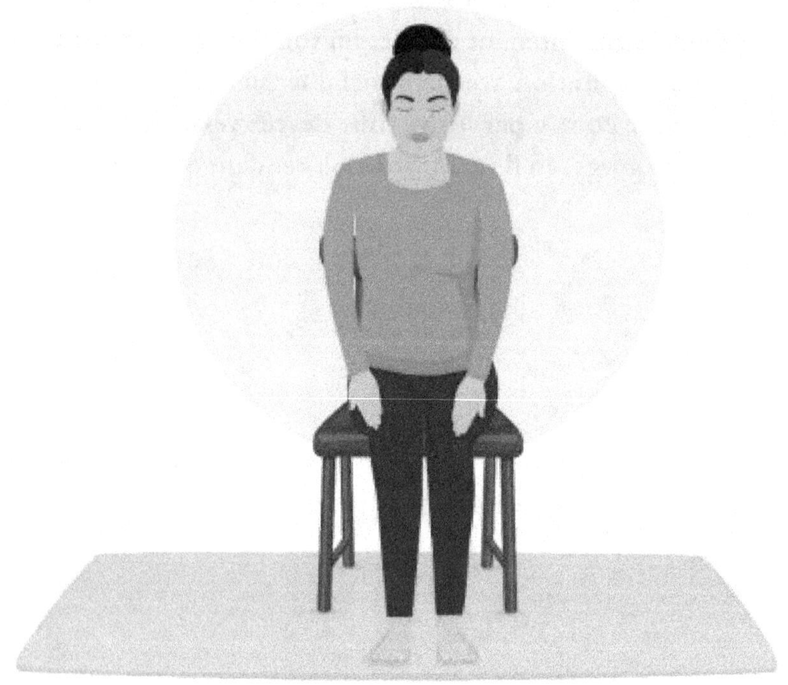

Kapalbhati Pranayama également connu sous le nom de "Skull Shining" est une technique de respiration de yoga célèbre parmi les yogis pour vider l'esprit. Cette technique de respiration est un excellent moyen d'éliminer les « toiles d'araignées » dans votre esprit et vos poumons et d'augmenter votre niveau de concentration. En outre, il aide à travailler le tronc et les abdominaux inférieurs, à soulager le stress, à augmenter le métabolisme et à stimuler l'énergie.

Instructions étape par étape

- **Asseyez-vous droit sur la chaise en laissant un peu d'espace derrière vous pour ne pas vous appuyer dessus.**

- Plantez vos pieds à plat et fermement sur le sol avec vos mains suspendues à vos côtés
- Posez vos mains sur vos cuisses juste au-dessus des genoux avec les paumes tournées vers le haut.
- Inspirez profondément par le nez, puis expirez tout l'air en ramenant votre nombril et votre ventre vers la colonne vertébrale. Ensuite, inspirez partiellement et expirez rapidement par le nez en détendant le nombril et l'abdomen. Vous pouvez pomper au rythme de votre choix. Assurez-vous simplement que la respiration est continue, mais les "inspirations" sont très subtiles et petites. Effectuez autant de pompes que possible. Commencez plus petit et progressez.
- À la dernière pompe, arrêtez-vous et inspirez à fond et expirez à fond.

•

Souffle soufflet (Bhastrika)

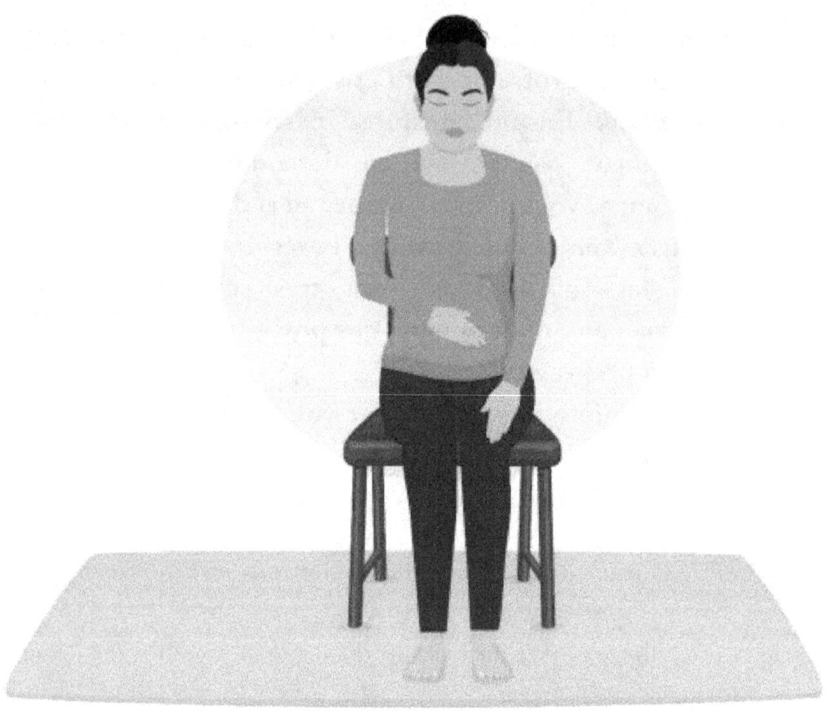

Ce type de respiration yogique aide à dynamiser et à éveiller tout votre corps. Il aide également à vider votre esprit, soulage le stress du cerveau, renforce la force abdominale, augmente votre capacité pulmonaire, stimule la digestion et augmente le métabolisme.

Instructions étape par étape

- **Asseyez-vous droit sur la chaise avec vos hanches vers le bord de la chaise, le dos droit, vos pieds fermement plantés sur le sol à la largeur des hanches.**
- **Placez une main sur votre ventre et gardez l'autre appuyée sur votre cuisse.**

- Inspirez brièvement et avec force, puis expirez brièvement et brusquement.
- Faites-le encore et encore pendant environ une minute
- À la dernière pompe, faites une pause avant de répéter le pompage

Rétention du souffle (Kumbhaka)

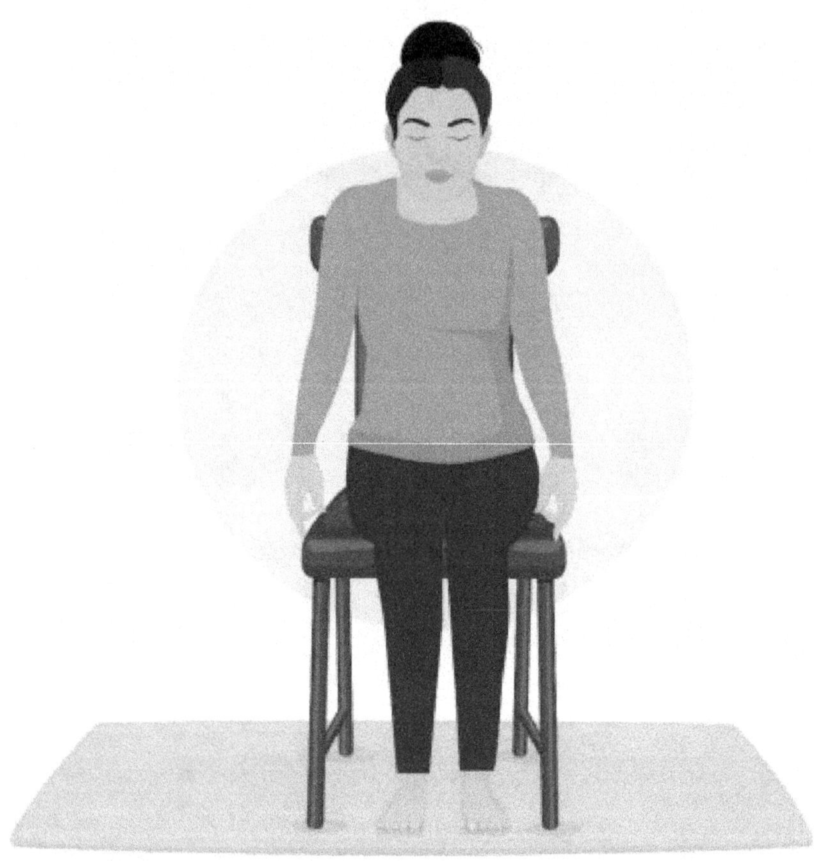

Comme son nom l'indique, Kumbhaka Pranayama est une technique de respiration qui consiste à retenir sa respiration après avoir inspiré ou expiré. La rétention respiratoire aide à augmenter la pression dans vos poumons, leur donnant le temps de se développer complètement, augmentant ainsi leur capacité. Cela augmente le flux de sang oxygéné vers le cœur, le cerveau et les muscles.

Instructions étape par étape

- Asseyez-vous droit sur la chaise avec vos hanches vers le bord de la chaise, le dos droit, vos pieds fermement plantés sur le sol à la largeur des hanches.
- Inspirez profondément et à fond et essayez de l'imaginer circulant dans votre cœur. Baissez la tête en rapprochant votre menton de votre poitrine pendant que vous gonflez vos poumons. Retenez votre souffle jusqu'à ce que vous sentiez que vous ne pouvez plus le faire, puis expirez tout l'air.
- Une fois que tout l'air est complètement sorti, maintenez le vide aussi longtemps que vous le pouvez avant de gonfler à nouveau vos poumons.

Souffle rafraîchissant (Sitali)

Sithali aide à refroidir et à calmer votre corps. Notre corps peut devenir surchauffé en raison des changements de nos températures externes et internes, ou après avoir effectué une séance de yoga ou tout autre entraînement. La pratique de cette technique de respiration vous aidera à vous rafraîchir lorsque vous vous sentez surchauffé.

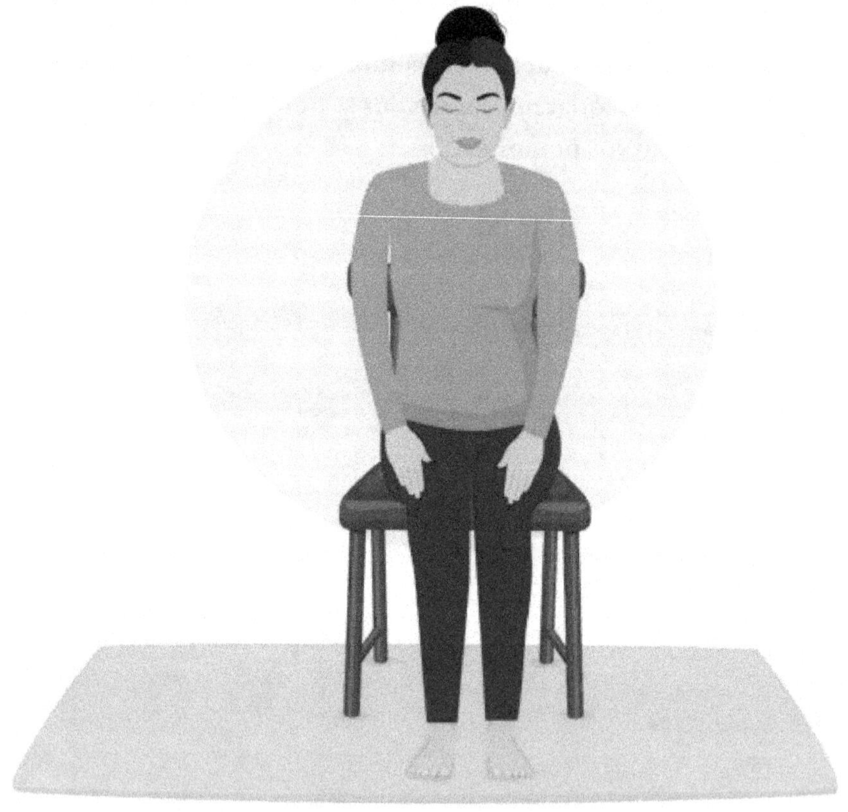

Instructions étape par étape

- **Asseyez-vous droit sur la chaise avec vos hanches vers le bord de la chaise, le dos droit, vos pieds fermement plantés**

- sur le sol à la largeur des hanches.
- Placez vos paumes face vers le bas sur vos cuisses.
- Inspirez et expirez profondément deux ou trois fois par le nez pour vous préparer à ce pranayama.
- Pliez les côtés de votre langue vers l'intérieur vers le centre pour l'enrouler en forme de tube. Si vous ne pouvez pas rouler votre langue, pincez vos lèvres pour former un petit « o » avec votre bouche.
- Inspirez lentement à travers le tube si vous roulez votre langue ou canalisez l'air à travers l'ouverture en forme de "o" si vos lèvres sont pincées.
- Fermez la bouche et expirez lentement par le nez. Répétez jusqu'à ce que vous ressentiez l'effet de refroidissement maximal

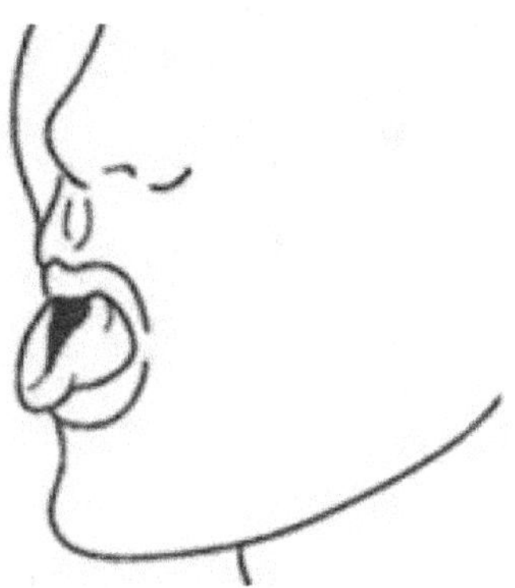

Souffle de dents sifflantes (Sitkari)

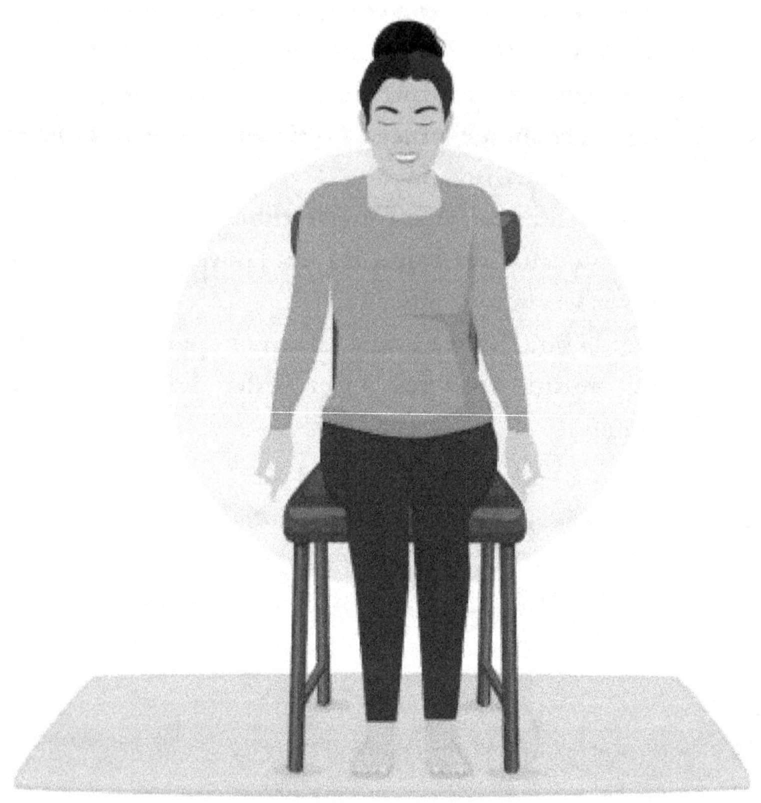

C'est aussi une autre technique de respiration rafraîchissante qui aide à rafraîchir le corps et l'esprit.

Instructions étape par étape

- Asseyez-vous droit sur la chaise avec vos hanches vers le bord de la chaise, le dos droit, vos pieds fermement plantés sur le sol à la largeur des hanches.
- Prenez quelques inspirations et expirations naturelles pour

vous centrer.

- Avec vos lèvres ouvertes, fermez vos dents en rapprochant vos dents inférieures et supérieures et inspirez à travers elles en produisant un léger sifflement.
- Relâchez les dents et fermez la bouche en expirant par le nez
- Répétez jusqu'à ce que vous ressentiez un bel effet de refroidissement qui apaise votre corps et votre esprit.

Chapitre Deux : Exercices d'échauffement

Les bras levés sont importants lors de toute activité physique, y compris le yoga. Ils aident à lubrifier vos articulations, à renforcer vos muscles et à étirer votre corps en le préparant pour une performance efficace et efficiente sans subir de blessures. Les exercices d'échauffement du yoga sur chaise augmentent également le flux sanguin vers vos muscles, les préparant à des postures plus difficiles et plus longues.

De plus, l'échauffement du yoga sur chaise vous aidera à lier votre respiration à l'exercice et à préparer votre esprit à être calme et concentré, vous évitant ainsi les distractions. Commencez donc toujours toutes les séances par 5 à 10 minutes d'échauffement doux. Passer tout de suite aux postures de yoga sans échauffer votre corps augmente vos risques de blessures et vous rend moins performant. C'est comme essayer de démarrer une vieille voiture par un matin d'hiver glacial. Il va probablement bégayer et crachoter jusqu'à ce que le moteur meure enfin.

Dans ce chapitre, je partagerai avec vous **les exercices d'échauffement de yoga sur chaise les plus productifs, mais les plus doux.** Essayez de toujours commencer chacune de vos séances de yoga sur chaise avec cette routine, et vous verrez comment votre corps se détend de manière beaucoup plus calme, concentrée et énergique. Essayez de rester en position assise tout le temps. Courez au rythme de votre choix. Il peut être lent ou plus rapide. Pendant que vous effectuez les mouvements, assurez-vous que votre corps et votre respiration sont connectés. Faites attention à votre respiration et au mouvement ; ils doivent couler au même rythme. Assurez-vous qu'il n'y a aucune source de distraction. Mettez vos gadgets (téléphone, ordinateur portable, tablettes, etc.) en mode silencieux ou éteignez-les.

Chaise Montagne Pose (Chaise Tadasana)

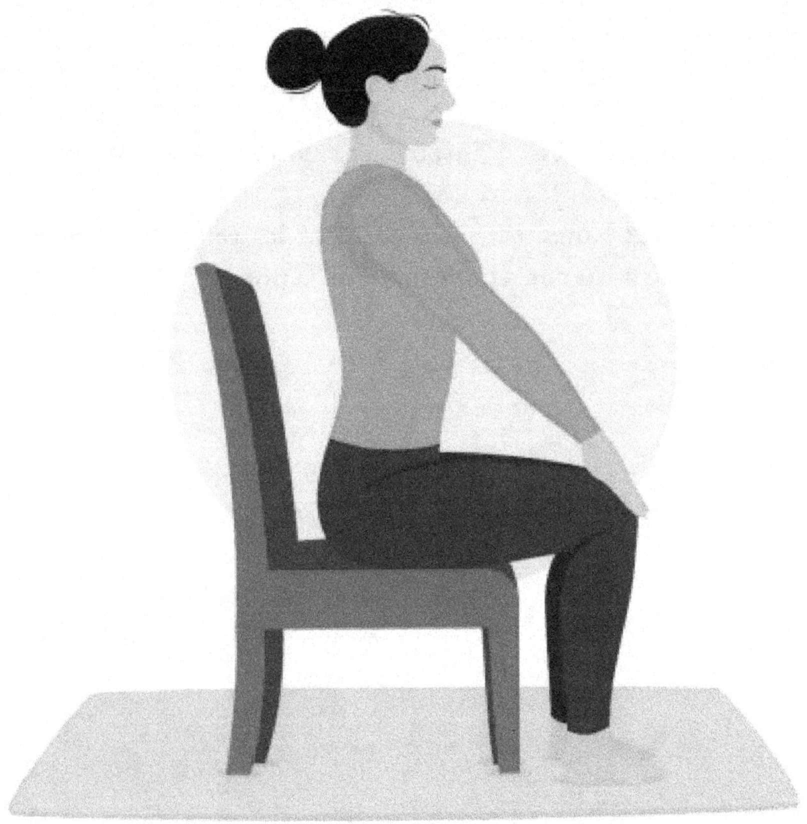

Cet exercice d'échauffement de yoga sur chaise aide à calmer votre corps et votre esprit, vous permettant de vous sentir plus enraciné et prêt à effectuer d'autres séquences. Il réchauffe les muscles du dos, du cœur et des épaules.

Instructions étape par étape

- Commencez par vous asseoir droit sur votre chaise, en laissant un peu d'espace derrière vous.
- Gardez votre colonne vertébrale allongée, les épaules neutres

avec la poitrine relevée et engagez vos muscles abdominaux.
- Plantez vos pieds à plat et fermement sur le sol à une distance des hanches avec les orteils pointés droit devant.
- Gardez vos membres et votre visage détendus
- Placez vos paumes à plat sur le haut de vos cuisses

- **Fermez les yeux et inspirez et expirez profondément de 10 à 15 fois par le nez.**
- **Ouvrez lentement et doucement les yeux et relâchez vos mains à vos côtés pour sortir de la pose.**

Rouleaux de cou assis (Kantasanchalana)

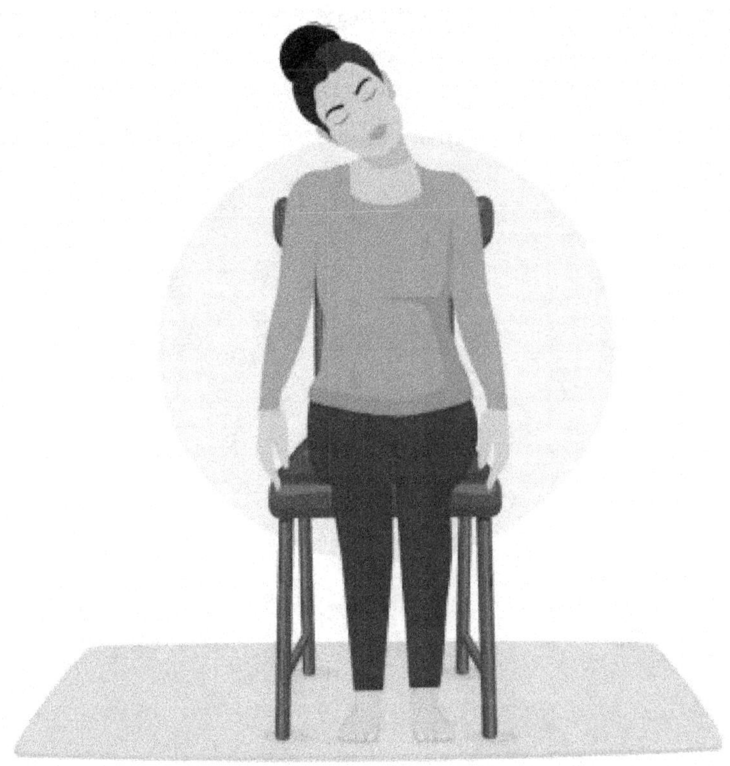

Si vous passez beaucoup de temps assis, les rouleaux de cou sont le meilleur échauffement pour vos séquences de yoga sur chaise. Il aide à relâcher la tension des muscles de votre cou et lubrifie votre articulation du cou.

Instructions étape par étape

- **Asseyez-vous droit vers le bord de la chaise, allongez-vous le long de votre colonne vertébrale et gardez vos muscles abdominaux engagés, les épaules neutres avec la poitrine** relevée.

- **Plantez vos pieds à plat et fermes sur le sol à une distance des hanches avec les orteils pointés droit devant.**
- **Placez vos paumes face vers le bas sur le haut de vos cuisses et détendez votre visage et vos membres**
- **Inspirez et expirez profondément par le nez tout en laissant tomber votre menton vers votre poitrine. C'est la position de départ.**

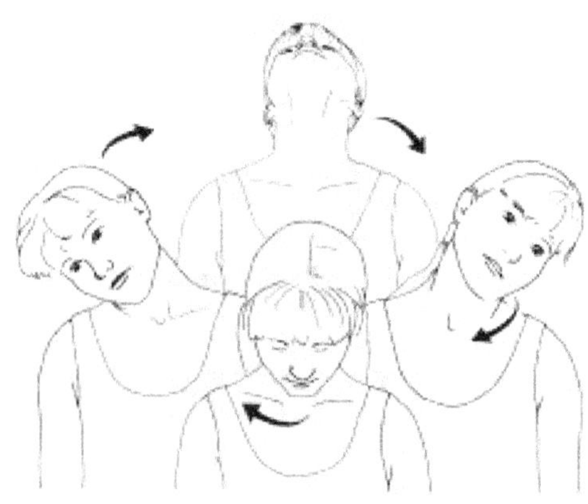

- **En maintenant votre rythme respiratoire naturel, tournez doucement la tête en ramenant votre oreille gauche vers votre épaule gauche.**
- **Maintenez la rotation en ramenant votre tête vers l'arrière, en regardant le plafond et en gardant la longueur de la nuque aussi longue que possible.**
- **Faites pivoter votre tête aussi doucement que possible en ramenant votre oreille droite vers votre épaule droite.**
- **Roulez votre tête vers le sol avec votre menton vers votre poitrine pour la ramener à la position de départ.**

- **Répétez les étapes 4 à 7 cinq à dix fois.**
- **Répétez les rotations cinq fois à plusieurs reprises en vous déplaçant dans la direction opposée.**
- **Ramenez doucement la tête vers l'avant après avoir effectué votre dernière rotation.**

Chaise Chat-Vache Stretch (Chaise Marjaryasana Bitilasana)

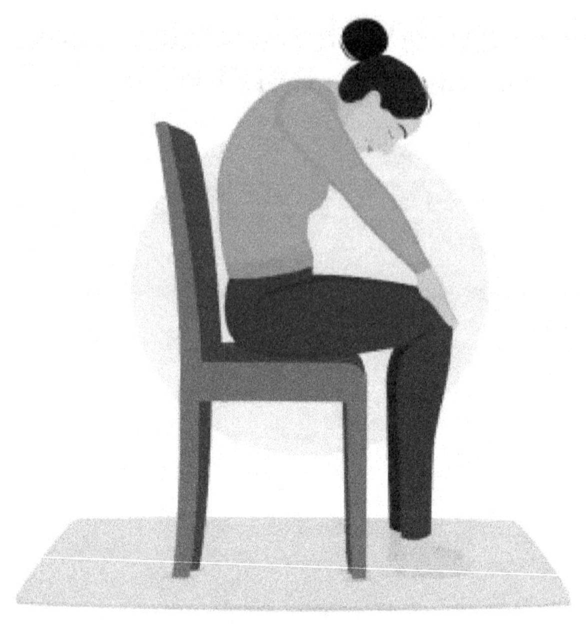

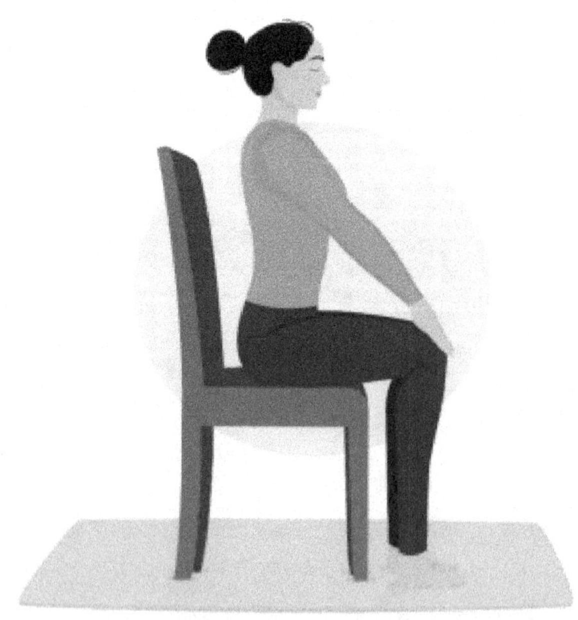

L'étirement chat/vache réchauffe toute la colonne vertébrale, le dos, les épaules, les abdominaux, les hanches et les muscles du plancher pelvien. Il aide un dos douloureux qui est très fréquent chez les personnes âgées. Il est bon de commencer votre pratique du yoga sur chaise par cet échauffement car il aide à élargir votre souffle, à vous ragaillardir et à ouvrir tout votre corps.

Instructions étape par étape

- Asseyez-vous droit au bord de la chaise, avec la colonne vertébrale longue, les muscles abdominaux engagés, les épaules neutres et la poitrine relevée.
- Plantez vos pieds à plat et fermes sur le sol à une distance des hanches avec les orteils pointés vers l'avant.
- Placez vos paumes face vers le bas juste au-dessus de vos genoux
- Lorsque vous inspirez, amenez votre poitrine vers l'extérieur tout en collant vos hanches derrière vous.
- Fixez le plafond en gardant vos omoplates légèrement serrées l'une contre l'autre.
- Expirez en arrondissant votre poitrine et votre colonne vertébrale, en ramenant votre ventre vers l'intérieur, en vous enroulant sous votre coccyx en abaissant votre mâchoire vers votre poitrine, en laissant vos épaules s'approcher de vos oreilles.
- Répétez l'opération pour une série de 5 à 10 cycles.

Inclinaisons/cercles pelviens

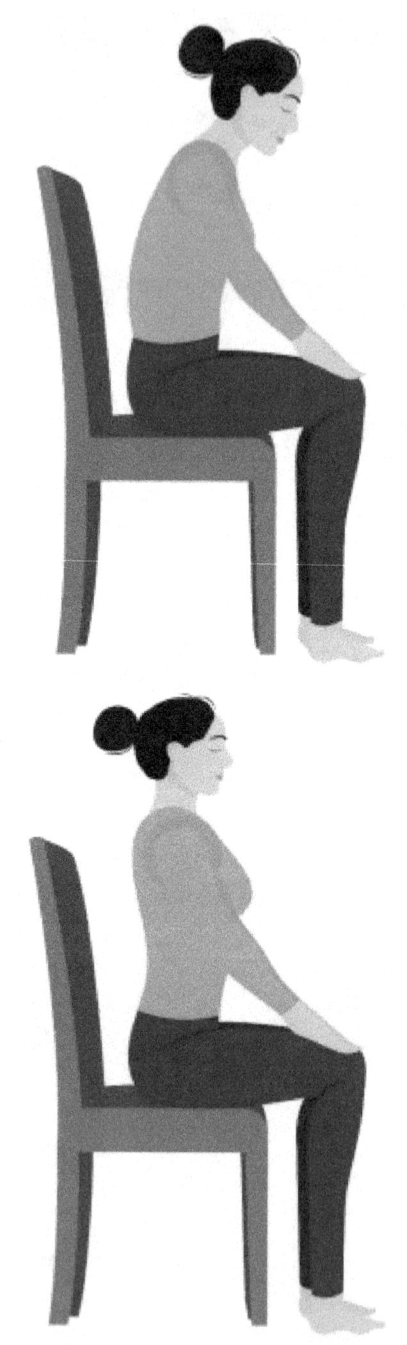

Il est toujours important d'échauffer votre bassin et vos abdominaux inférieurs avant de commencer votre pratique de yoga. En effet, votre région du plancher pelvien forme la base de votre colonne vertébrale et du haut de votre corps lorsque vous êtes assis. Y puiser est un excellent moyen d'accéder à votre énergie organique et de rester stable toute la journée. Les cercles pelviens réchauffent la colonne vertébrale et le bas du dos, détendent le bas du corps et font travailler le plancher pelvien et les muscles abdominaux.

Instructions étape par étape

- **Asseyez-vous droit avec vos hanches vers le bord de la chaise, la colonne vertébrale longue, les muscles abdominaux engagés, les épaules neutres et la poitrine relevée.**
- **Plantez vos pieds à plat et fermes sur le sol à une distance des hanches avec les orteils pointés vers l'avant.**
- **Placez vos paumes face vers le bas sur vos genoux et essayez d'imaginer que vous avez une bille sur votre nombril et que vous voulez qu'elle soit roulée à l'intérieur de vos cuisses.**
- **Tirez votre nombril vers l'intérieur en imaginant que vous essayez de ramener le marbre devant votre ventre vers votre nombril lorsque vous inclinez vos ischions. Assurez-vous d'isoler uniquement votre bassin. Ne contractez pas vos épaules et ne cambrez pas le haut de votre dos.**
- **Continuez à arrondir et à cambrer votre coccyx pendant environ 8 cycles.**
- **En maintenant la même position, faites des cercles dans le sens des aiguilles d'une montre et dans le sens inverse des aiguilles d'une montre avec votre bassin cinq fois pour chaque direction.**

Étirement du pied et de la cheville

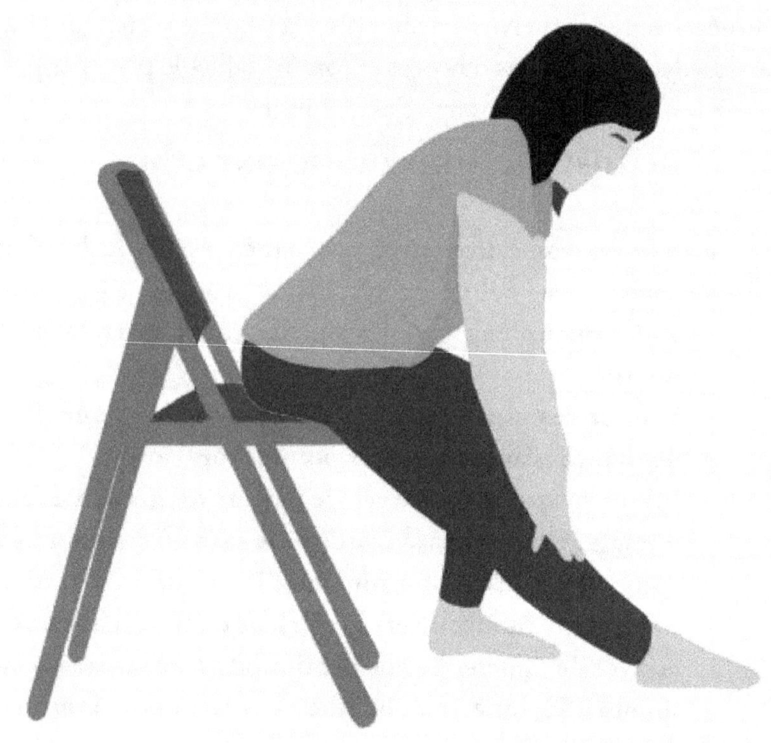

Ce mouvement aide à réchauffer vos chevilles, vos pieds et vos jambes. Il aide également à lubrifier les articulations de vos membres en augmentant leur mobilité. L'étirement des pieds et des chevilles assouplit les muscles de vos pieds et de vos chevilles et vous aide à prévenir les douleurs lors de longues marches.

Instructions étape par étape

- Commencez par vous asseoir droit sur votre chaise, en laissant un peu d'espace derrière vous.
- Gardez votre colonne vertébrale allongée, les épaules neutres avec la poitrine relevée et engagez vos muscles abdominaux.
- Plantez vos pieds à plat et fermement sur le sol à une distance des hanches avec les orteils pointés droit devant.
- Placez vos paumes face vers le bas sur le haut de vos cuisses et détendez votre visage et vos membres
- Étendez votre jambe gauche droit devant vous, placez votre talon sur le sol et fléchissez votre pied.
- Pointez vos orteils vers le sol ; assurez-vous de sentir un léger étirement sur le dessus de votre pied
- Continuez à fléchir et à pointer vos orteils vers le sol 5 à 10 fois, puis ramenez doucement votre jambe gauche à côté de la jambe droite.
- Répétez les étapes 4 à 6 avec votre jambe droite.
- Faites-le 5 à 10 fois en alternant les jambes.

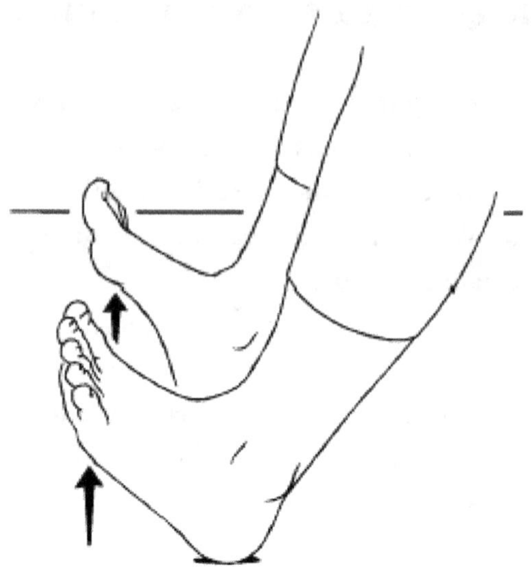

Rouleaux d'épaule assis

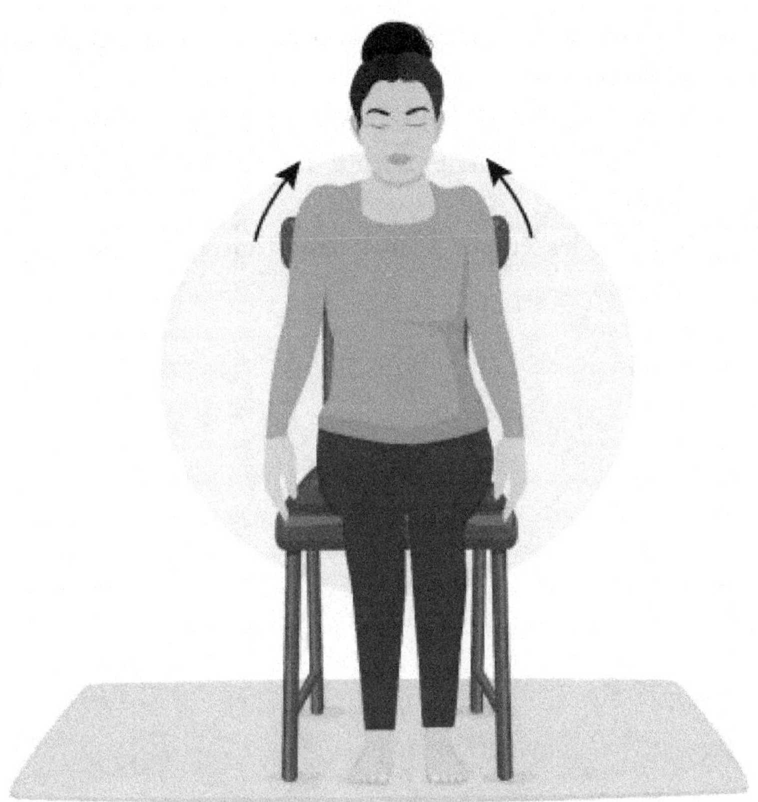

Les rouleaux d'épaule aident à réchauffer votre cou, vos épaules et le haut de votre dos. Ils sont bons pour détendre vos muscles et lubrifier vos articulations de l'épaule, augmentant ainsi leur mobilité.

Instructions étape par étape

- Asseyez-vous bien droit sur la chaise afin que votre dos ne repose pas sur la chaise
- Gardez vos pieds à plat et fermement plantés sur le sol à une distance des hanches avec vos paumes sur vos cuisses.

- Inspirez profondément par le nez, en levant les deux épaules vers vos oreilles.
- Sur une expiration, roulez lentement et doucement les deux épaules vers l'arrière et vers le bas dans un mouvement circulaire.
- Continuez à rouler vos épaules vers l'arrière et vers le bas dans un mouvement continu doux et doux pendant 5 à 10 rotations.
- Répétez les étapes 3 et 4 dans l'autre sens pour 5 à 10 rotations

Pose de coude latéral assis

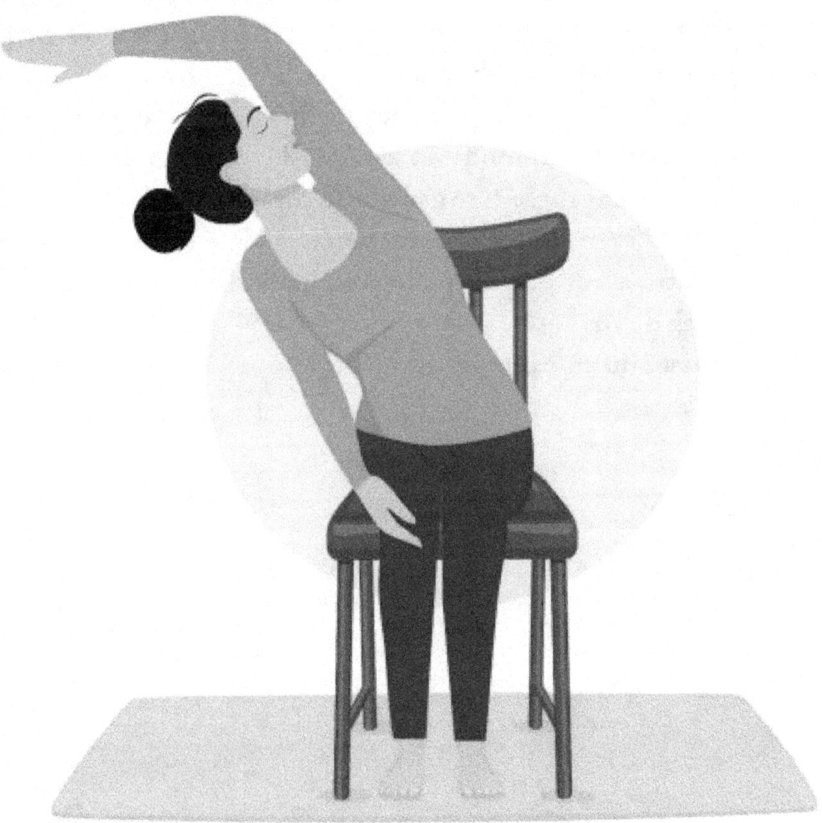

Cette pose étire le cou, les épaules, le dos, les bras et les obliques. C'est un bon exercice d'échauffement pour gagner en mobilité articulaire et en souplesse dans les bras, les épaules et les muscles du haut du corps.

Instructions étape par étape

- **Asseyez-vous droit sur la chaise pour que votre dos ne s'appuie pas dessus**
- **Gardez vos pieds à plat et fermement plantés sur le sol à une distance des hanches avec vos paumes sur vos cuisses.**

- En restant fermement assis sur la chaise avec vos deux tibias plantés dessus, placez votre paume droite face vers le bas sur votre cuisse gauche et tendez votre main gauche de haut en bas vers la gauche vers l'avant et en inclinant légèrement votre torse vers la droite.
- Maintenez la pose pendant quelques secondes (pour une respiration profonde et complète). Vous devriez sentir l'étirement sur le côté gauche du torse.
- Relâchez-vous lentement pour revenir à une position neutre avec votre colonne vertébrale droite et vos bras le long de vos côtés.
- Passez du côté opposé et répétez.

Salutations au soleil

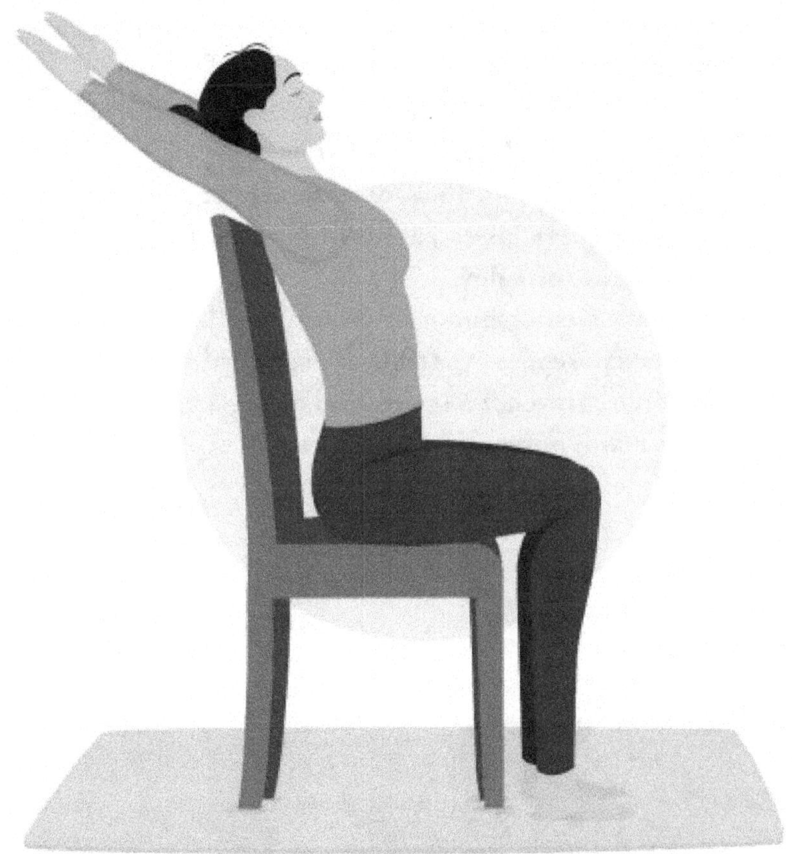

Effectuer des salutations au soleil améliore la circulation sanguine, l'expansion de la respiration et une flexibilité accrue. Ils apportent de la chaleur et de la chaleur dans notre corps, libérant la tension dans nos épaules, notre tête et notre cou. La séquence de salutation au soleil suivante est un excellent moyen de se réchauffer.

Instructions étape par étape

- **Asseyez-vous sur la chaise en laissant un peu d'espace** derrière vous

- Gardez vos pieds à plat et fermement plantés sur le sol avec vos genoux légèrement plus larges que la largeur des hanches et les paumes face vers le bas sur le dessus de vos cuisses.
- Sur une inspiration, balayez vos mains vers vos côtés, puis soulevez-les au-dessus de votre tête.
- Sur une expiration, abaissez lentement et doucement votre main vers les cuisses en vous penchant en avant tout en aplatissant votre dos.
- Pliez-vous en inspirant et en expirant jusqu'à ce que vos mains reposent sur vos tibias ou sur le sol.
- Inspirez et revenez à la position de départ avec le dos plat et les mains posées sur vos cuisses puis expirez.
- Répétez les étapes 3 à 5 5 à 10 fois.

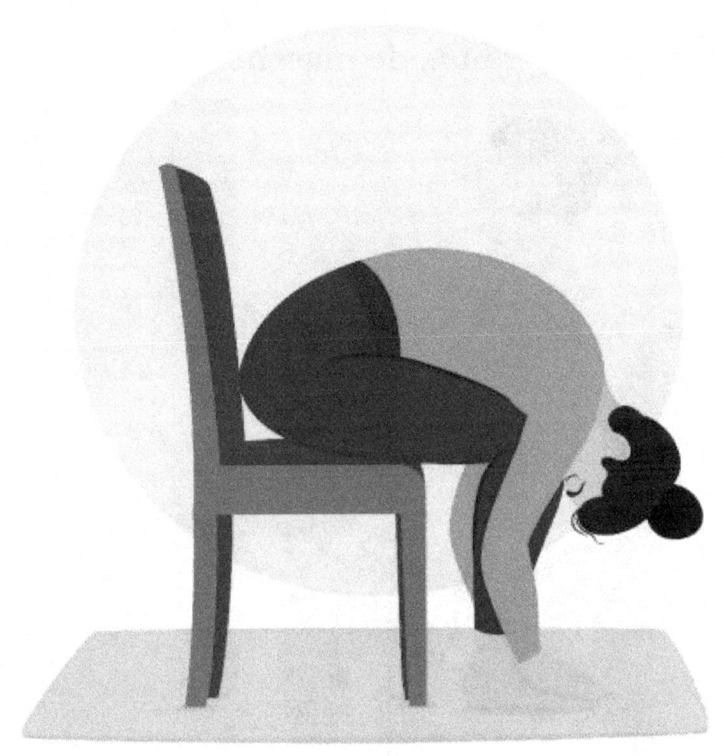

Flux de marche

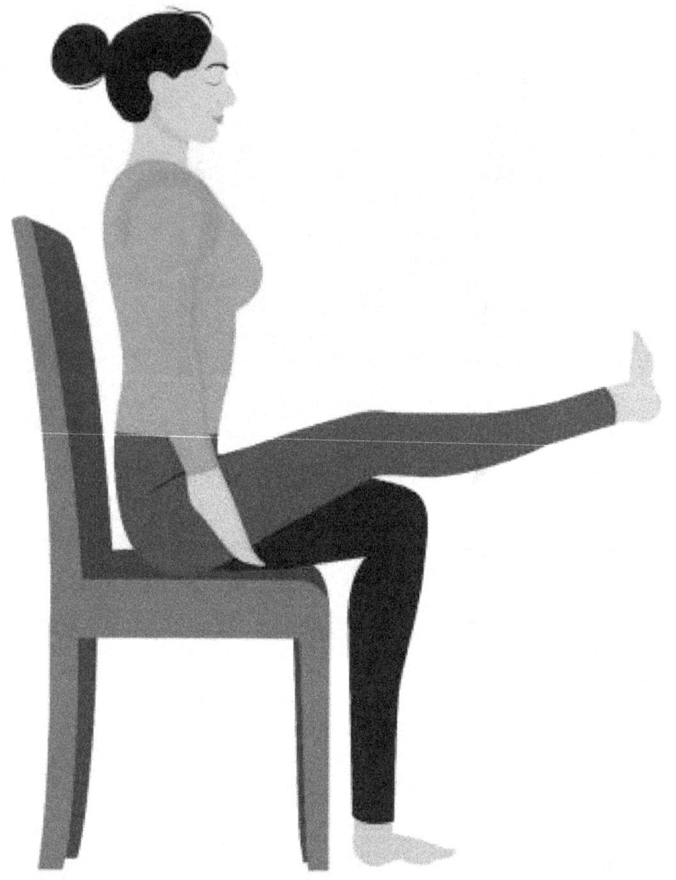

La plupart des seniors passent la majeure partie de leur temps assis. Rester assis pendant une période prolongée vous fait vous sentir restreint et attaché dans vos hanches et le bas du dos. Le flux correspondant fait bouger vos jambes, stimule le métabolisme et les fait travailler. La plupart des exercices de yoga se concentrent davantage sur les grands groupes musculaires et cette pose réchauffe également notre moitié inférieure. Il fonctionne sur votre tronc, vos rotateurs externes, vos quadriceps et l'intérieur de vos cuisses.

Instructions étape par étape

- Asseyez-vous droit sur la chaise, le dos droit en laissant un peu d'espace derrière vous pour que votre dos ne s'appuie pas dessus.
- Gardez vos pieds à plat et fermement plantés sur le sol à une distance des hanches avec vos paumes sur vos cuisses.
- Inspirez en tendant votre jambe droite devant vous ; assurez-vous d'engager vos quadriceps et de vous allonger derrière votre genou.
- Expirez et pliez votre genou pour ouvrir votre hanche droite pendant que vous posez la cheville extérieure droite sur votre genou gauche (vous devrez peut-être utiliser votre main pour aider à placer le pied sur votre genou et ouvrir la jambe).
- Inspirez et étendez lentement et doucement la jambe vers l'arrière, puis expirez et abaissez doucement le pied et posez-le sur le sol.
- Répétez la séquence en alternant les jambes.

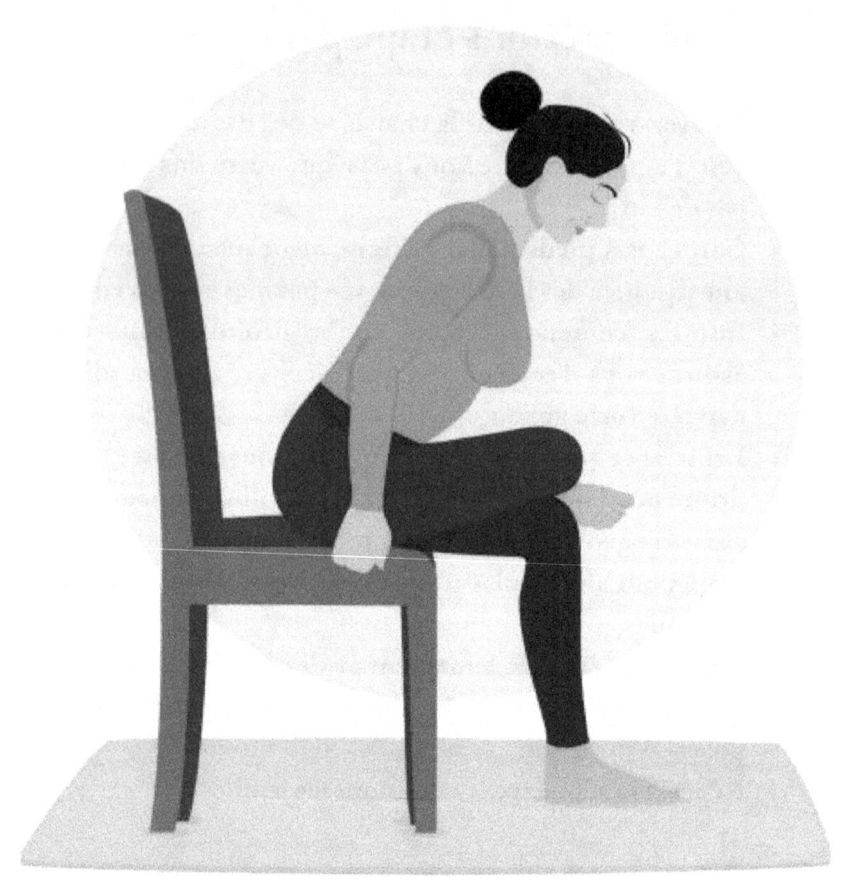

Balançoires au genou

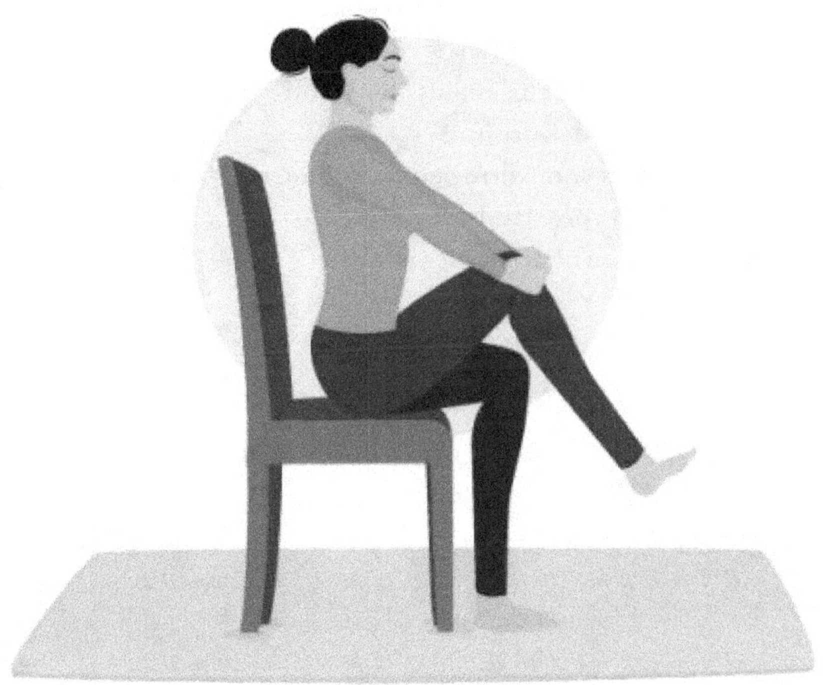

C'est parmi les rares poses qui se font rapidement. Si vous ne pouvez pas atteindre sous votre genou avec votre dos droit, asseyez-vous simplement sur la chaise et faites les coups de pied en vous balançant d'avant en arrière à une vitesse avec laquelle vous êtes à l'aise. Cet exercice d'échauffement aide à lubrifier l'articulation du genou, augmentant ainsi la mobilité et l'amplitude des mouvements des genoux.

Instructions étape par étape

- **Asseyez-vous droit sur la chaise en laissant un peu d'espace derrière vous.**

- Gardez le dos droit, les épaules neutres et engagez vos muscles abdominaux
- Plantez vos pieds à plat et fermement sur le sol à une distance des hanches avec les orteils pointés droit devant et les bras suspendus à vos côtés.
- Joignez les deux mains sous votre genou droit tout en gardant le dos droit.
- Tout en tenant votre genou, commencez à donner un coup de pied à votre jambe d'avant en arrière
- Répétez en alternant les jambes.

Chapitre trois :
Notre programme d'introduction spécialisé pour les débutants absolus

Dans ce chapitre, vous trouverez notre programme d'introduction spécialisé destiné aux débutants absolus. Le programme comprend une séquence de poses de yoga sur chaise simples et faciles à suivre. Ils sont la meilleure façon de commencer votre parcours de yoga sur chaise et d'augmenter progressivement la force, la flexibilité, la stabilité et la mobilité de votre corps tout en étant très gentil et doux avec vous-même.

Vous pouvez effectuer ces exercices en tant que routine autonome ou en combinaison avec la séquence d'échauffement du chapitre précédent. Mais est-il important de préparer votre esprit et votre système respiratoire pour augmenter votre niveau de concentration pendant l'exercice. Nous commencerons donc par un exercice de respiration pour aider à garder votre nez prêt pour la respiration nasale et à renforcer vos poumons. Commençons !

Exercice de respiration

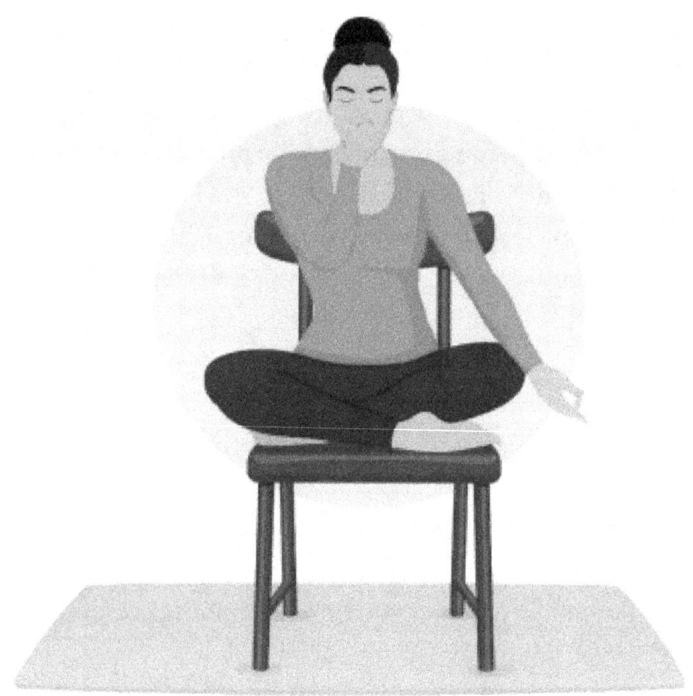

A ce niveau, la respiration nasale alternée (Nadi Shodhana) vous fera du bien. Comme vous le savez déjà, la technique de respiration aide à vous calmer et à améliorer la respiration nasale. Ainsi, en commençant par cet exercice de respiration, vous pourrez récupérer et vous calmer si vous vous sentez anxieux ou agité avant de commencer les mouvements de yoga proprement dits. De plus, le yoga vous oblige à respirer par le nez tout au long. Par conséquent, cette technique de respiration préparera vos narines.

Instructions étape par étape

- **Commencez par la position assise de méditation ci-dessus.**

- Placez votre pouce droit sur votre narine droite et votre annulaire ou votre index droit sur la narine gauche. Maintenez un contact léger avec eux tout au long de l'exercice de respiration.
- Fermez votre narine droite en appuyant doucement dessus avec le pouce et inspirez par la narine gauche.
- Relâchez votre pouce et fermez votre narine gauche en appuyant doucement dessus avec votre index ou votre annulaire droit et expirez par la narine droite.
- Gardez la narine gauche fermée et inspirez par la narine droite
- Relâchez votre index ou votre annulaire sur votre nez gauche et fermez votre nez droit en appuyant doucement sur votre pouce droit et expirez par la narine gauche.
- Cela fait un tour.
- Faites-le pour deux tours

Réchauffez votre corps

Pour échauffer votre corps, effectuez la séquence d'exercices d'échauffement décrite dans le chapitre précédent. Vous pouvez sélectionner quelques-uns des exercices que vous jugez plus faciles pour vous. N'oubliez pas que ce n'est pas obligatoire. Comme mentionné précédemment, vous pouvez effectuer ces exercices en tant que routine autonome, car ils incluent également des exercices d'échauffement.

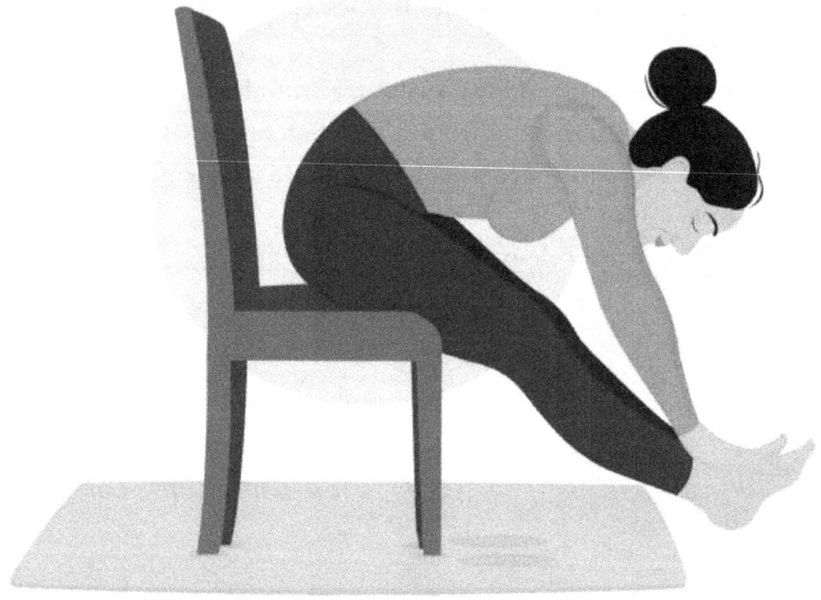

Exercices du haut du corps

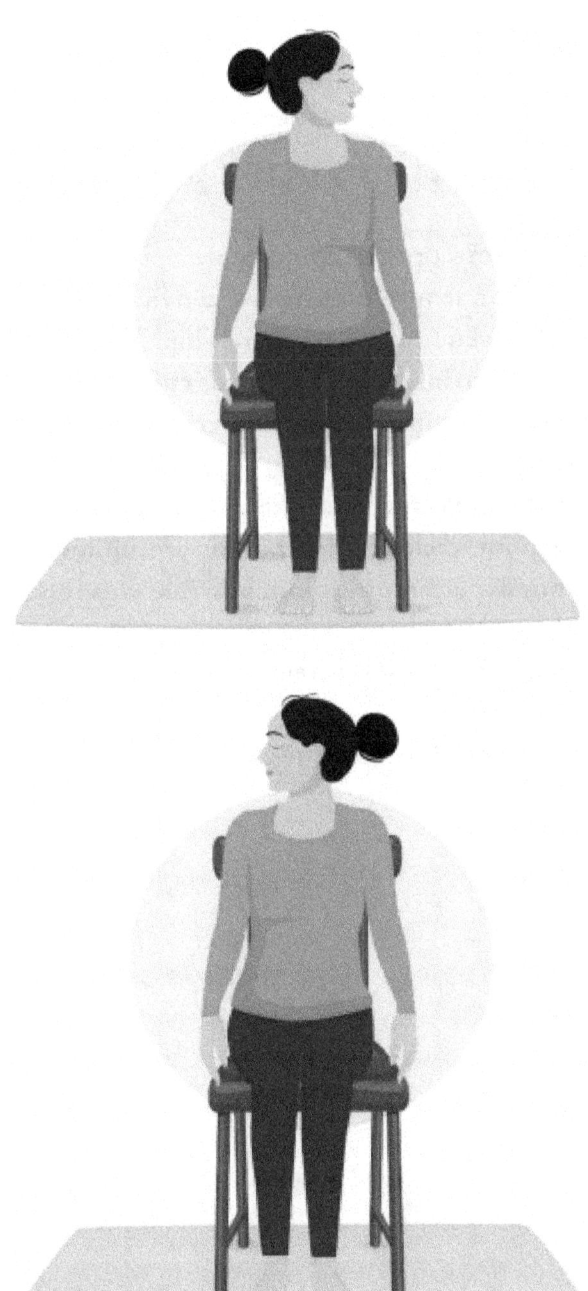

Regarder à gauche et à droite

Ce mouvement travaille et étire les muscles entourant votre cou. Il aide à améliorer la flexibilité et la mobilité de votre cou.

Instructions étape par étape

- Asseyez-vous droit et confortable au bord de la chaise avec votre colonne vertébrale droite et détendue, les pieds à plat sur le sol à environ la largeur des hanches.
- Posez vos mains sur le haut de vos cuisses juste au-dessus de vos genoux et inspirez profondément par le nez et expirez lentement.
- Tournez doucement la tête vers la gauche et faites une pause pour quelques respirations profondes. Assurez-vous de vous déplacer le plus loin possible sans ressentir aucune gêne.
- Ramenez la tête lentement et doucement en la tournant vers la droite.
- Répétez pour les deux côtés.

Étirement assisté du cou

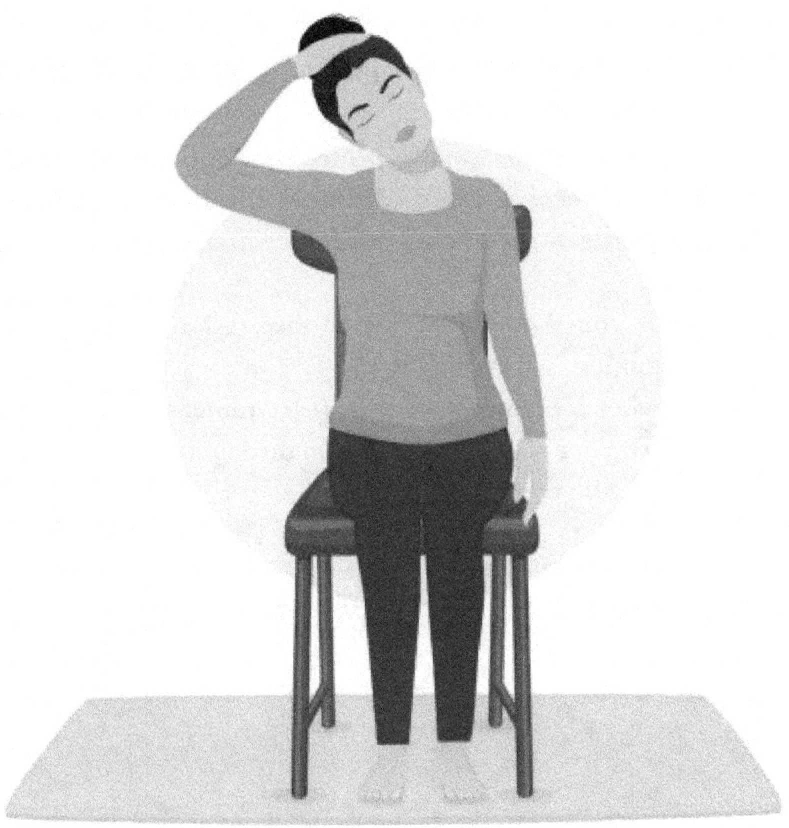

Cette pose fait travailler les muscles de votre cou et de vos épaules. Il aide à gagner en souplesse et en mobilité articulaire au niveau des muscles et des articulations du cou et des épaules. Il aide également à soulager le stress et les tensions.

Instructions étape par étape

- **Asseyez-vous droit et confortable vers le bord de la chaise avec votre colonne vertébrale droite et détendue, les pieds fermement plantés sur le sol à environ la largeur des**

hanches.

- Posez vos mains sur le haut de vos cuisses juste au-dessus de vos genoux et inspirez profondément par le nez et expirez lentement.
- Inclinez doucement la tête vers la droite en gardant les épaules égales.
- En utilisant votre main droite, enveloppez légèrement le haut de votre tête et inclinez-le, en étirant trop le côté gauche de votre cou. Assurez-vous de ne pas le tirer avec force.
- Tenez-vous là pendant 5 à 10 inspirations et expirations profondes
- Relâchez lentement votre main et ramenez votre tête en arrière pour revenir à la position de départ
- Répétez du côté opposé.

Haut-bas, droite-gauche (mouvement des yeux)

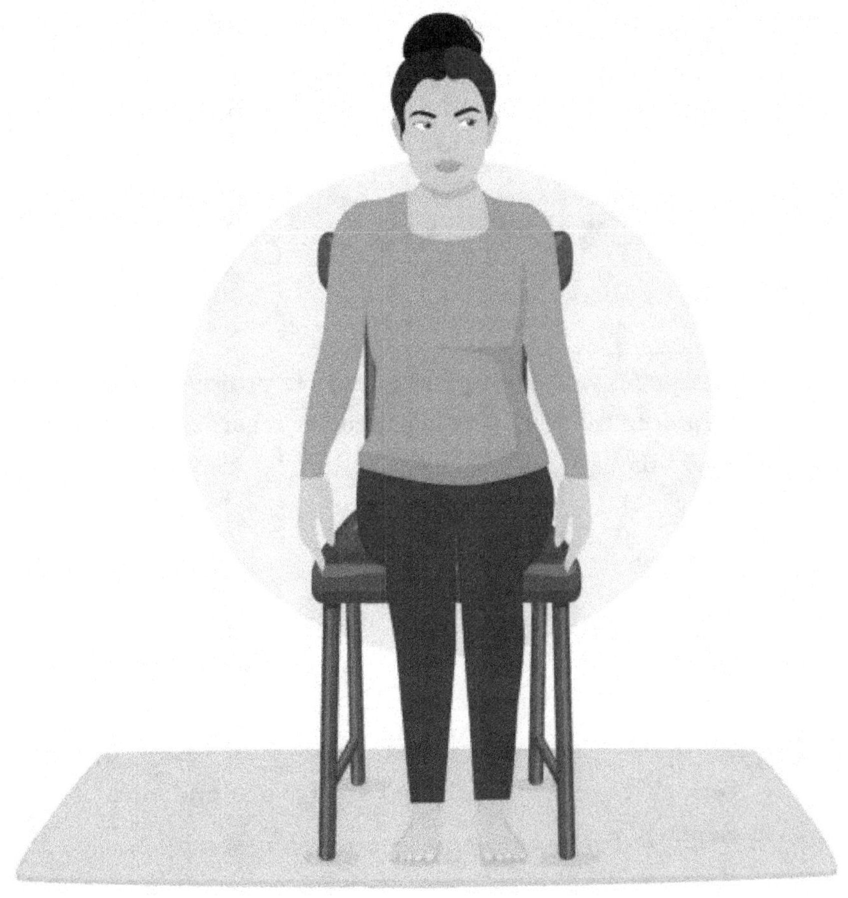

Ce mouvement renforce les muscles extraoculaires des yeux et aide à réduire la tension.

Instructions étape par étape

- **Asseyez-vous droit et confortable au bord de la chaise avec votre colonne vertébrale droite et détendue, les pieds à plat sur le sol à environ la largeur des hanches.**

- Posez vos mains sur le haut de vos cuisses juste au-dessus de vos genoux et inspirez profondément par le nez et expirez lentement. Assurez-vous que votre tête et votre torse sont immobiles.
- Bougez vos yeux de haut en bas environ 3 à 5 fois.

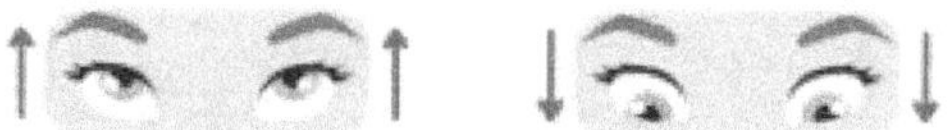

- Fermez les yeux et inspirez et expirez profondément.
- Déplacez vos yeux vers la gauche et regardez vers la droite 3 à 5 fois

- Fermez les yeux et inspirez et expirez profondément.
- Répéter.

Larges sourires

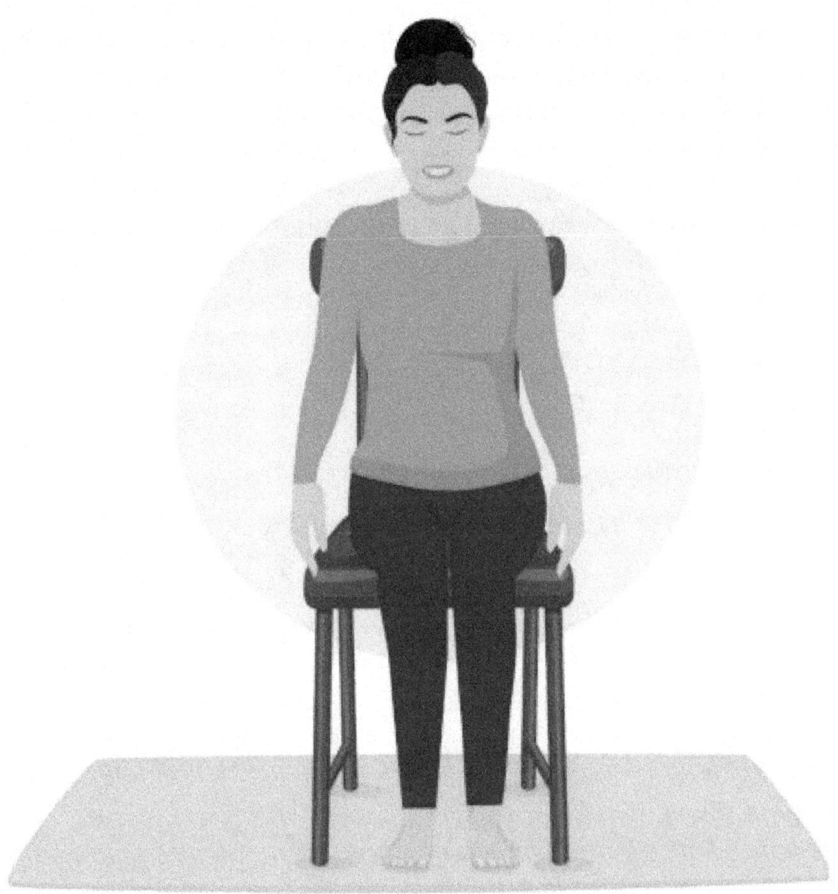

Cet exercice étire votre visage : vos lèvres et votre bouche en particulier.
Cela aide également à augmenter le bonheur et à rester positif.

Instructions étape par étape

- Asseyez-vous droit et confortable au bord de la chaise avec votre colonne vertébrale droite et détendue, les pieds à plat sur le sol à environ la largeur des hanches.

- Posez vos mains sur le haut de vos cuisses juste au-dessus de vos genoux et inspirez profondément par le nez et expirez lentement.
- Souriez aussi large que possible, en étirant toute la bouche. Tiens-toi là quelques secondes
- Détendez vos lèvres et votre bouche
- Répéter.

Haussements d'épaules

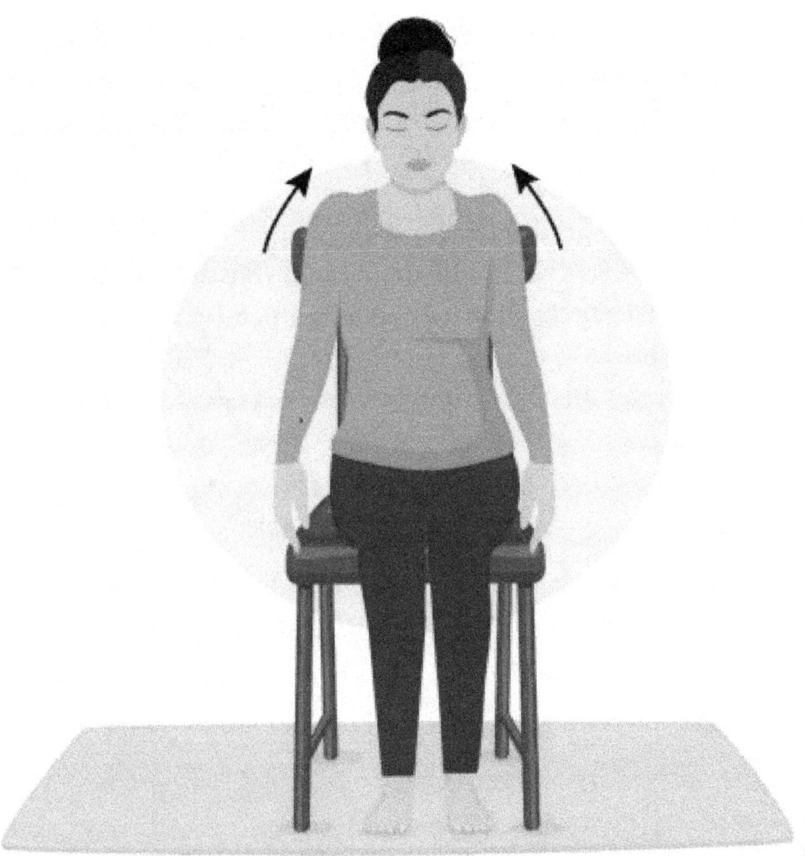

Nous avons tendance à maintenir beaucoup de tension sur nos épaules. Les haussements d'épaules exagèrent la tension puis la laissent finalement aller complètement. Vous pouvez essayer cet exercice si vous vous sentez stressé et que vous souhaitez vous débarrasser du stress dans vos épaules ou si vous souhaitez libérer rapidement la nervosité de vos épaules, de votre corps et de votre esprit. Il aide également à renforcer les muscles de vos épaules. Ce mouvement fait travailler vos épaules et vos dorsaux.

Instructions étape par étape

- Asseyez-vous bien droit sur la chaise afin que votre dos ne repose pas sur la chaise
- Gardez vos pieds à plat et fermement plantés sur le sol à une distance des hanches avec vos paumes sur vos cuisses et vos épaules détendues.
- Inspirez profondément par le nez, en levant les deux épaules vers vos oreilles (comme si vous aviez froid).
- Maintenez la position tendue pendant environ trois secondes.
- Ensuite, relâchez complètement les épaules lorsque vous expirez.
- Répéter.

Rallonges de coude

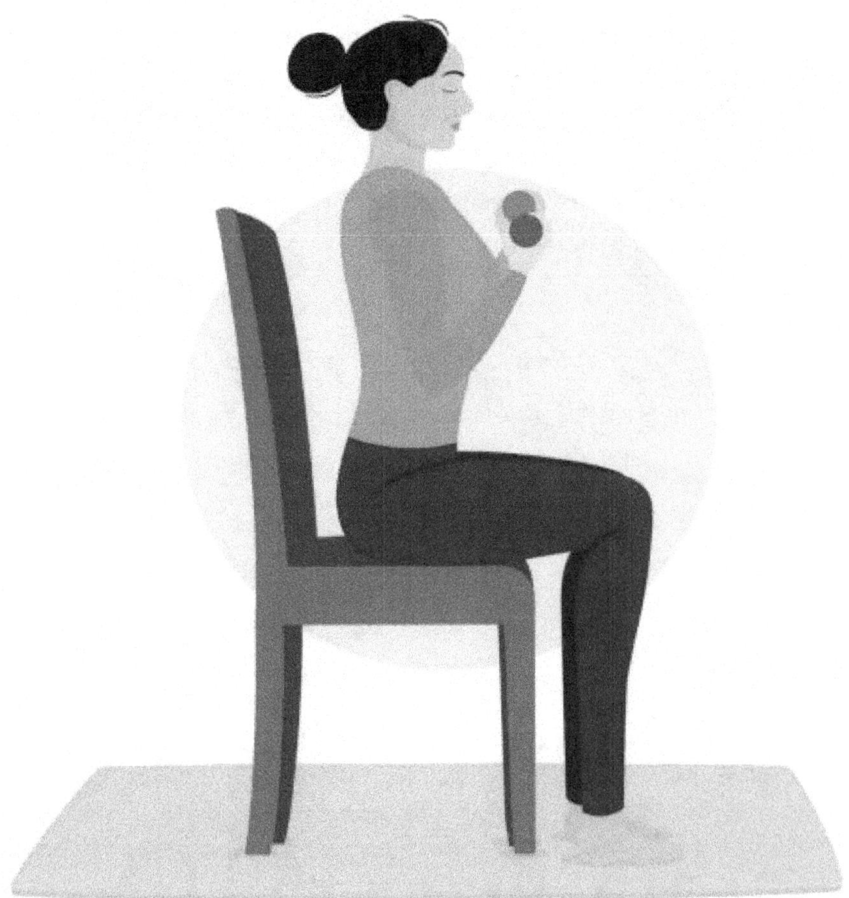

Cet exercice fait travailler vos bras et vos épaules. Il aide à augmenter la circulation dans ces zones, à améliorer la mobilité de l'articulation du coude et à renforcer les muscles de la partie supérieure des bras et des épaules.

Instructions étape par étape

- **Asseyez-vous droit et confortable vers le bord de la chaise**

avec votre colonne vertébrale droite et détendue, les pieds à plat sur le sol à environ la largeur des hanches.

- Posez vos mains sur le haut de vos cuisses juste au-dessus de vos genoux et inspirez profondément par le nez et expirez lentement.
- Étendez vos bras sur vos côtés avec vos paumes vers l'avant.
- Soulevez-les comme si vous courbiez vos biceps et amenez vos doigts sur vos épaules
- Répéter.

Cercles de bras

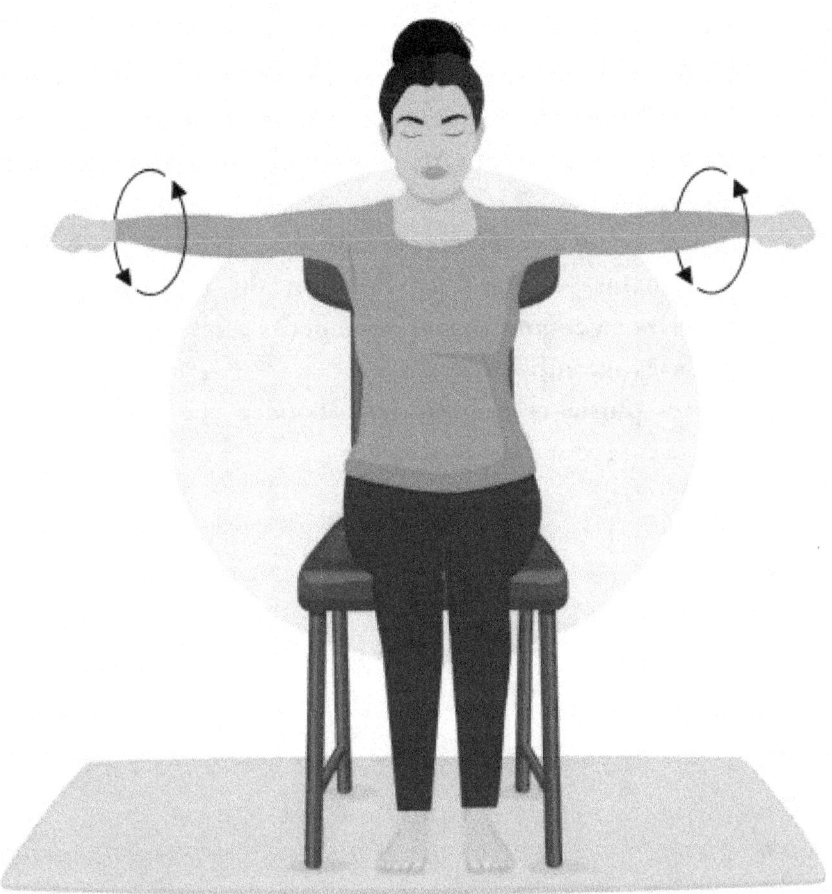

Cet exercice aide à travailler vos bras et vos épaules. Il aide à renforcer les muscles de vos bras et à améliorer la flexibilité des articulations de l'épaule.

Instructions étape par étape

- **Asseyez-vous droit et confortable vers le bord de la chaise avec votre colonne vertébrale droite et détendue, les pieds**

à plat sur le sol à environ la largeur des hanches.

- Posez vos mains sur le haut de vos cuisses juste au-dessus de vos genoux et inspirez profondément par le nez et expirez lentement.
- Étendez vos bras à vos côtés avec vos paumes face au sol.
- Faites lentement de petits cercles dans un mouvement vers l'avant. Assurez-vous que vos épaules sont baissées et détendues.
- Commencez à augmenter la taille des cercles et sans baisser vos mains, changez la direction du mouvement vers l'arrière en commençant par de petits cercles à mesure que vous les agrandissez.
- Après plusieurs respirations, abaissez vos bras vers vos côtés et secouez-les doucement.
- Répéter.

Tire à la main

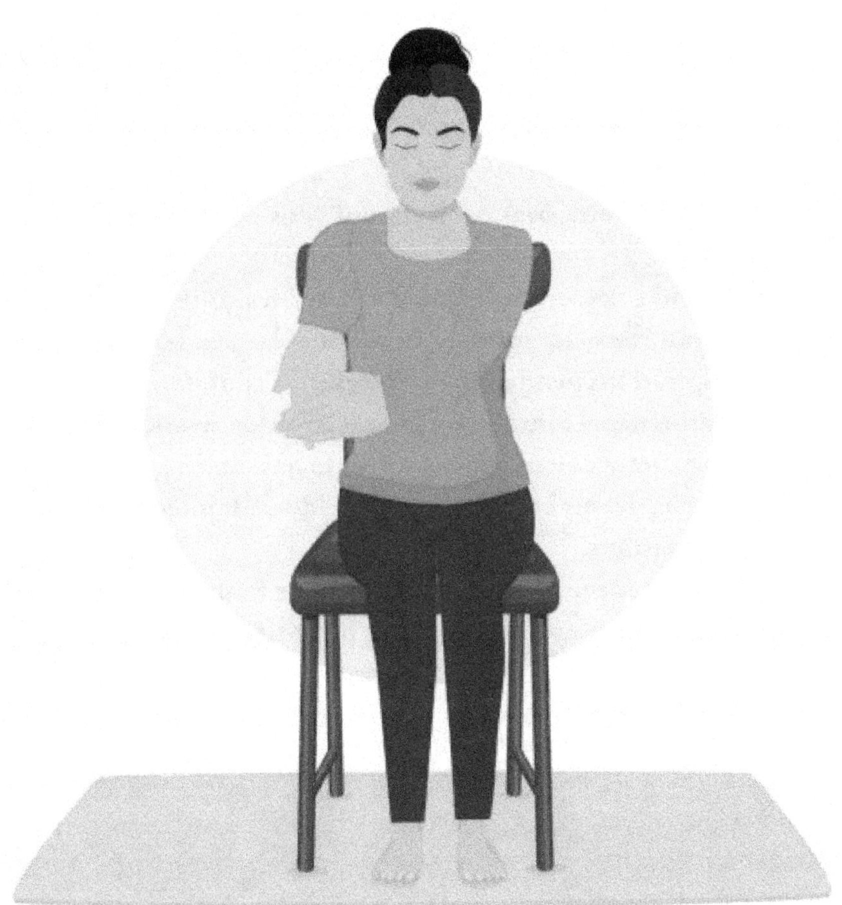

Cet exercice est l'un des étirements les plus simples qui vous indique à quel point vos avant-bras, vos mains et vos poignets sont serrés. Les tractions manuelles font travailler vos mains, vos poignets et vos avant-bras. Il aide à soulager les crampes et les courbatures dans les doigts, les avant-bras et les poignets. Il aide également à soulager l'anxiété et à garder votre esprit concentré.

Instructions étape par étape

- Asseyez-vous droit et confortable vers le bord de la chaise avec votre colonne vertébrale droite et détendue, les pieds à plat sur le sol à environ la largeur des hanches et le dos droit.
- Posez vos mains sur le haut de vos cuisses juste au-dessus de vos genoux et inspirez profondément par le nez et expirez lentement.
- Étendez votre bras droit devant vous avec les paumes vers le bas.
- Amenez votre bras gauche et tirez les doigts de la main droite vers le torse. Tenez-vous là pendant quelques respirations pendant que vous tirez les doigts.
- Maintenant, tournez votre bras droit de manière à ce que les paumes soient tournées vers le bas, amenez votre main gauche dessus et appuyez sur son dos. Maintenez quelques respirations.
- Enfin, tournez la paume droite pour faire face au plafond et utilisez votre main gauche pour tirer ses doigts vers le bas en maintenant quelques respirations.
- Répétez en alternant les mains.

Rallonges de poignet

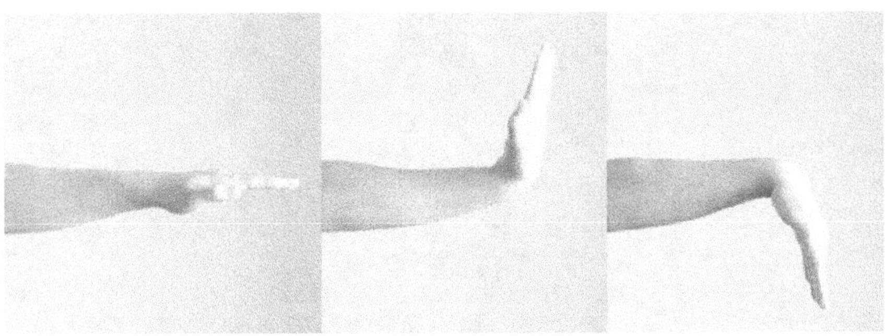

Les extensions de poignet font travailler vos poignets, vos mains et vos épaules. Ils aident à renforcer les muscles de vos mains et de vos épaules. Cet exercice augmente également la circulation dans les mains et les bras et aide à améliorer la flexibilité et la mobilité des articulations du poignet.

Instructions étape par étape

- Asseyez-vous droit et confortable vers le bord de la chaise avec votre colonne vertébrale droite et détendue, les pieds à plat sur le sol à environ la largeur des hanches et le dos droit.
- Posez vos mains sur le haut de vos cuisses juste au-dessus de vos genoux et inspirez profondément par le nez et expirez lentement.
- Tendez les deux bras droits devant vous.
- Étendez vos mains plus loin des poignets afin que vos paumes soient tournées vers vous
- Fléchissez vos mains à partir des poignets pour tourner vos paumes de manière à ce qu'elles soient face à votre poitrine
- Répéter.

Exercices du torse et du bas du corps

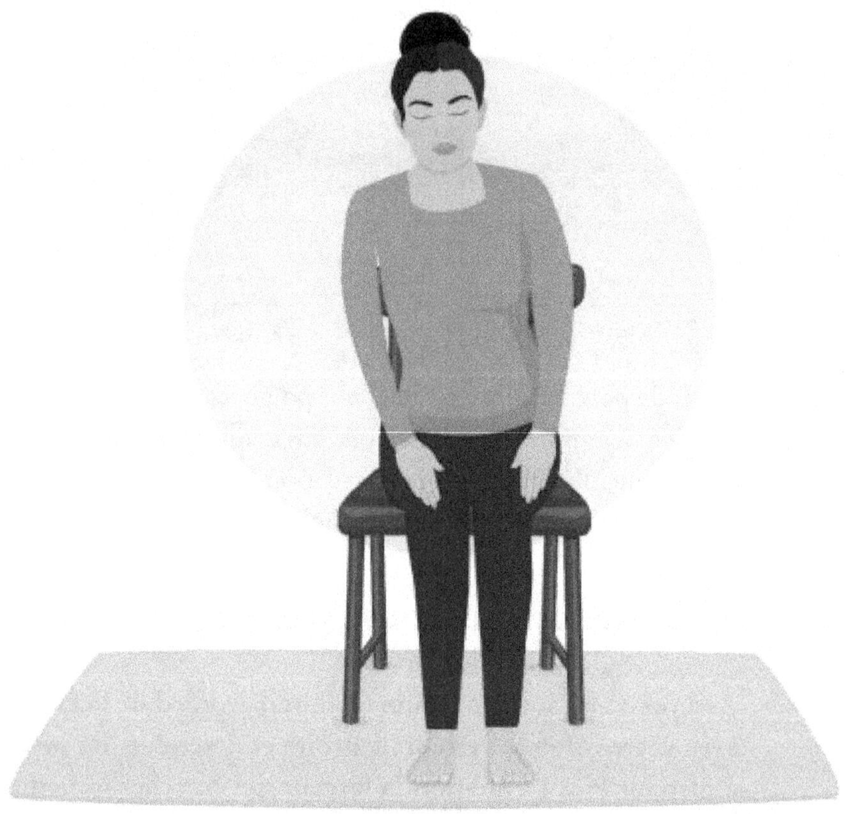

Côte à côte

Cet exercice fait travailler les obliques, le tronc, la taille et le bas du dos. Il aide à étirer et à renforcer les muscles dans ces zones. Vous pouvez également essayer ce mouvement si vous voulez garder le jus créatif qui coule ou si vous voulez tonifier votre abdomen.

Instructions étape par étape

- **Asseyez-vous droit et confortable vers le bord de la chaise avec votre colonne vertébrale droite et détendue, les pieds**

à plat sur le sol à environ la largeur des hanches et le dos droit.

- Posez vos mains sur le haut de vos cuisses juste au-dessus de vos genoux et inspirez profondément par le nez et expirez lentement.
- Inspirez en faisant glisser votre cage thoracique vers la droite. Ne bougez pas vos jambes et le bas de votre corps.
- Expirez en faisant glisser la cage thoracique vers la gauche de la même manière.
- Répétez les mouvements de gauche et de droite au rythme souhaité.

Flexion assise vers l'avant

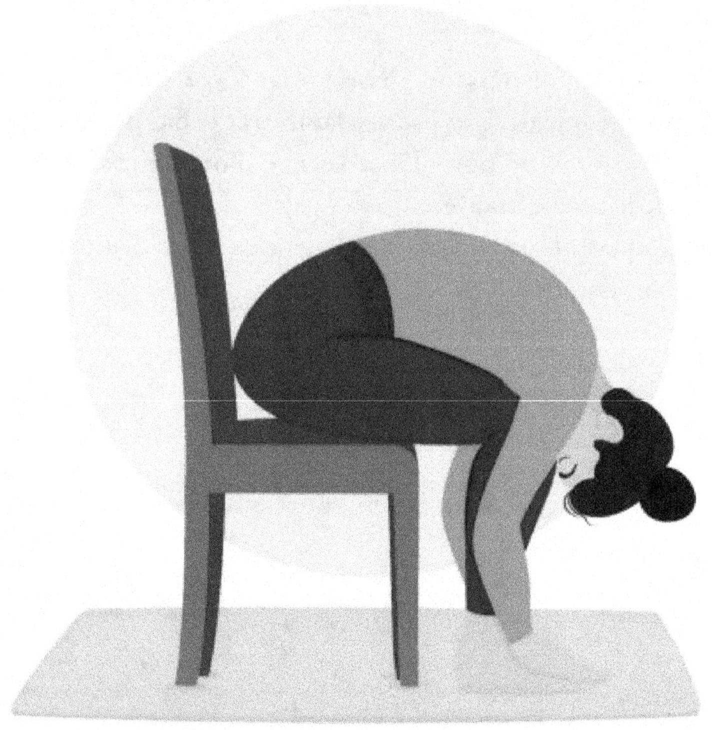

Cet exercice fait travailler votre dos, vos hanches et vos jambes. Il aide à gagner en souplesse et en mobilité au niveau des hanches et du bas du dos. Il aide également à soulager l'anxiété, le stress et la tension.

Instructions étape par étape

- Asseyez-vous droit sur la chaise, les pieds à plat sur le sol à une distance des hanches et les paumes reposant sur vos cuisses.
- Inspirez profondément par le nez tout en allongeant votre colonne vertébrale, puis expirez en laissant tomber

lentement et doucement votre torse et laissez votre ventre reposer sur vos cuisses.

- Abaissez vos mains et touchez le sol avec vos paumes.
- Gardez votre cou détendu et relâchez votre tête pendante
- Tenez-vous là pendant 3 à 5 inspirations et expirations profondes
- Ensuite, appuyez doucement vos bras sur le sol et soulevez lentement votre torse pour revenir en position assise. Si vous ne pouvez pas vous baisser, posez simplement votre tête sur vos genoux et placez vos mains derrière vos genoux.
- Répéter.

Étirement d'une seule jambe

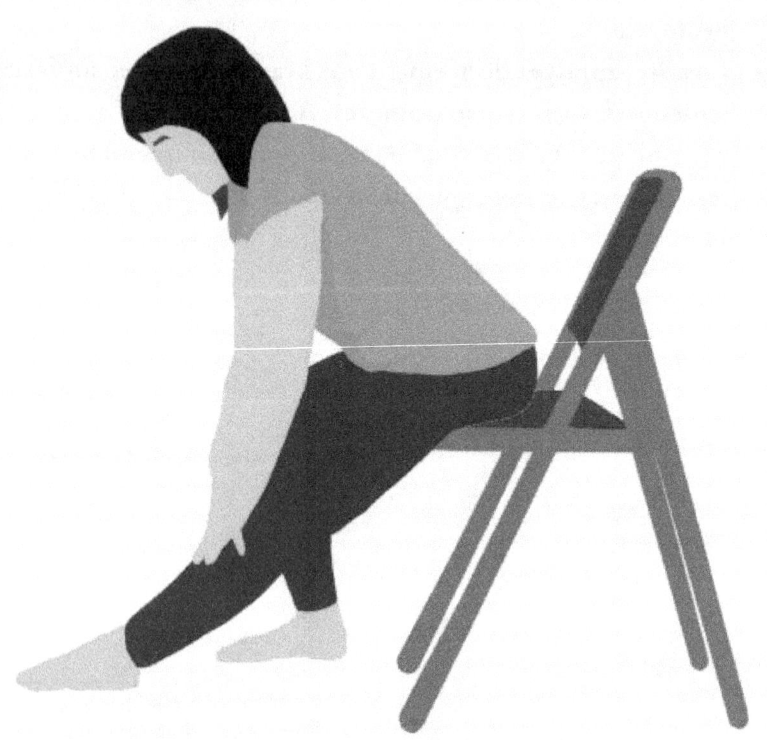

Cet exercice fait travailler les ischio-jambiers, les hanches et le bas du dos. Il aide à gagner en souplesse aux ischio-jambiers et aux hanches et en mobilité articulaire. Il aide également à relâcher la tension de ces muscles.

Instructions étape par étape

- Asseyez-vous droit et confortable vers le bord de la chaise avec votre colonne vertébrale droite et détendue, les pieds fermement plantés sur le sol à environ la largeur des

hanches.

- Posez vos mains sur le haut de vos cuisses juste au-dessus de vos genoux et inspirez profondément par le nez et expirez lentement.
- Étendez une jambe devant vous avec le talon touchant le sol et le pied fléchi.
- Inspirez et allongez votre colonne vertébrale, puis expirez lentement en pliant doucement votre torse vers l'avant.
- Placez vos mains sur la cuisse de la jambe tendue.
- Jetez un coup d'œil aux orteils de la jambe tendue et continuez à vous pencher en avant pour allonger votre colonne vertébrale autant que vous le pouvez.
- Tenez-vous là pendant 3 à 5 respirations profondes.
- Revenez à la position assise droite en appuyant doucement sur vos mains pour redresser votre colonne vertébrale.
- Répétez du côté opposé.

Guerrier I (Virabhadrasana I)

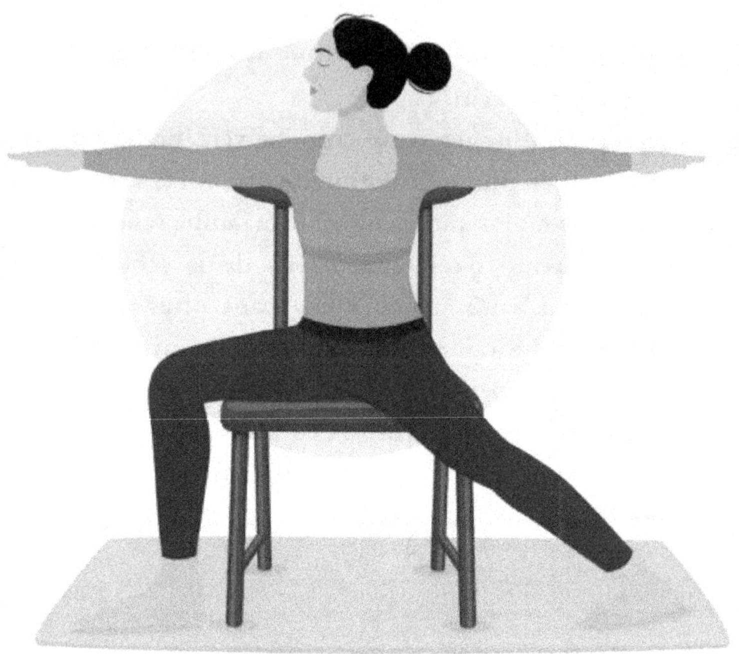

Cette pose aide à renforcer et à étirer l'extérieur des hanches, les fesses, les quadriceps, les ischio-jambiers et l'intérieur des cuisses. Essayez toujours le guerrier 1 chaque fois que vous vous sentez tremblant ou instable, que vous avez besoin de confiance ou que vous souhaitez augmenter la force de votre moitié inférieure en général.

Instructions étape par étape

- Asseyez-vous droit et confortable vers le bord de la chaise avec votre colonne vertébrale droite et détendue, les pieds fermement plantés sur le sol à environ la largeur des hanches.

- Posez vos mains sur le haut de vos cuisses juste au-dessus de

vos genoux et inspirez profondément par le nez et expirez lentement.

- Tendez la main pour tenir le dossier de la chaise en guise de soutien.
- Gardez la hanche droite sur la chaise et étendez la jambe gauche vers le sol, en alignant le genou sous la hanche gauche.
- Tirez doucement sur cette hanche et appuyez sur le pied jusqu'à ce que vous sentiez l'étirement le long de l'avant de votre cuisse.
- Pour approfondir la pose, éloignez-vous simplement plus en arrière.
- Maintenant, levez vos bras et étirez-vous pour allonger l'avant de votre corps, ou placez les mains au-dessus de votre tête avec les paumes jointes et regardez-les.
- Si vous avez des problèmes de flexibilité ou de mobilité, vous pouvez simplement garder vos paumes face à face devant vous à une distance des épaules au lieu de lever les mains au-dessus de votre tête.
- Soyez confiant dans votre pose et maintenez-la pendant 3 à 5 inspirations et expirations profondes.
- Lors de votre expiration finale, amenez doucement et lentement vos mains à vos côtés avec les paumes face à votre corps.
- Ramenez votre corps au centre de la chaise lentement et doucement.
- Faites de même pour le côté opposé.
- Répétez en alternant les côtés.

Chaise chien tête en bas (Adho Mukha Svanasana)

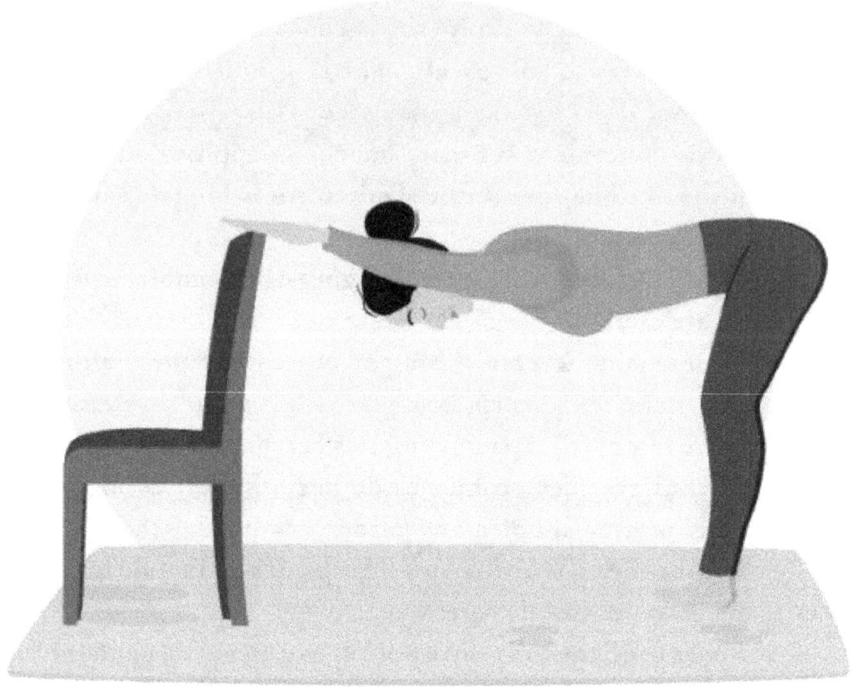

Cette pose fait travailler vos bras, votre dos, vos hanches et vos jambes. Il est très utile si vous souhaitez améliorer votre équilibre, gagner en souplesse dans les muscles du dos et renforcer vos jambes.

Instructions étape par étape

- **Tenez-vous droit devant la chaise qui lui fait face. Vos pieds doivent être parallèles les uns aux autres à la largeur des hanches.**
- **Inspirez et expirez profondément, puis tenez le siège de la chaise avec les deux mains. Assurez-vous que vous vous sentez stable et détendu.**

- Faites quelques pas en arrière jusqu'à ce que vous sentiez que votre colonne vertébrale est correctement redressée.
- Tenez-vous là pendant 5 à 10 respirations profondes
- Revenez lentement à la position debout en ramenant doucement vos pieds vers la chaise tout en vous tenant au siège de la chaise pour vous soutenir.
- Répéter.

Levées de jambe

....

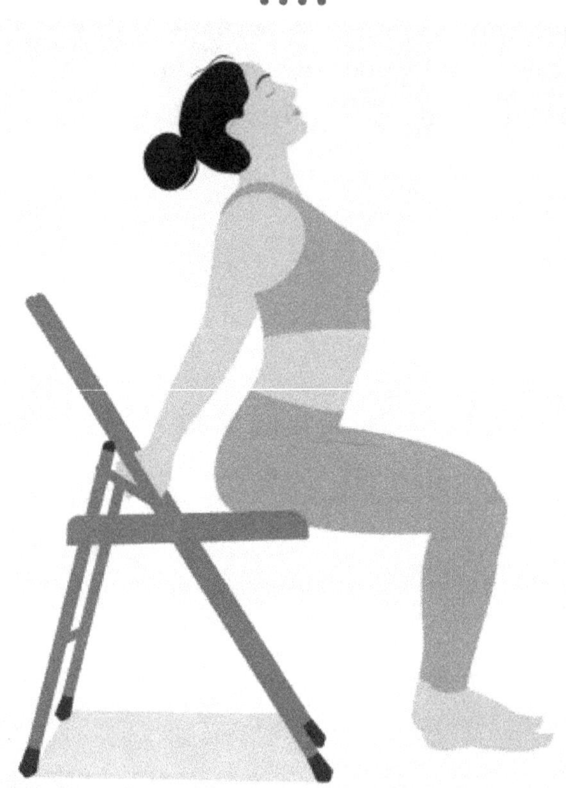

Cet exercice fait travailler le tronc, les fléchisseurs de la hanche, le psoas, les muscles du plancher pelvien et l'intérieur des cuisses. Il permet de tonifier et de renforcer vos abdominaux. Il aide également à soulager l'agitation et les crampes dans les jambes et aide à stimuler votre énergie et votre concentration.

Instructions étape par étape

- **Asseyez-vous droit et confortable vers le bord de la chaise**

avec votre colonne vertébrale droite et détendue, les pieds à plat sur le sol à environ la largeur des hanches et le dos droit.

- Posez vos mains sur le haut de vos cuisses juste au-dessus de vos genoux et inspirez profondément par le nez et expirez lentement.
- Apportez vos mains et tenez les bords de votre siège de chaise
- Engagez vos abdominaux et concentrez-vous sur le fait de soulever votre jambe droite à quelques centimètres du sol. Tenez-le pendant quelques secondes puis abaissez-le en arrière et soulevez la jambe gauche de la même manière.
- Répétez en alternant les jambes.

Câlins assis au genou

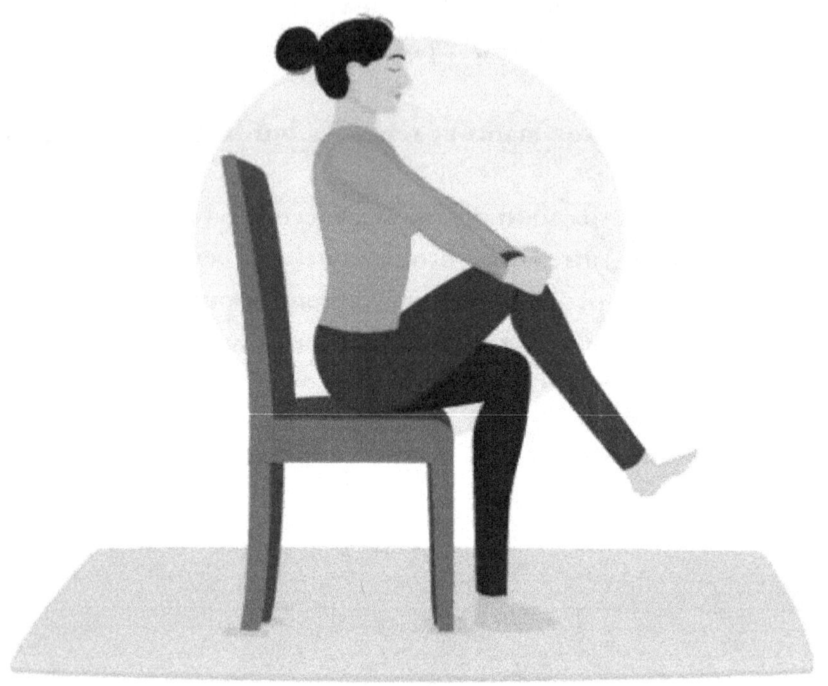

Cette pose aide à renforcer les muscles entourant vos épaules, vos jambes et vos hanches. Il améliore également la mobilité et la flexibilité des articulations du genou et de la hanche.

Instructions étape par étape

- **Asseyez-vous droit et confortable vers le bord de la chaise avec votre colonne vertébrale droite et détendue, les pieds fermement plantés sur le sol à environ la largeur des hanches.**
- **Posez vos mains sur le haut de vos cuisses juste au-dessus de vos genoux et inspirez profondément par le nez et expirez**

lentement.

- Tirez lentement votre genou droit vers votre poitrine.
- Maintenez-le pendant environ 3 à 5 respirations détendues.
- Abaissez lentement la jambe vers le sol.
- Répétez pour la jambe opposée.

Talons assis

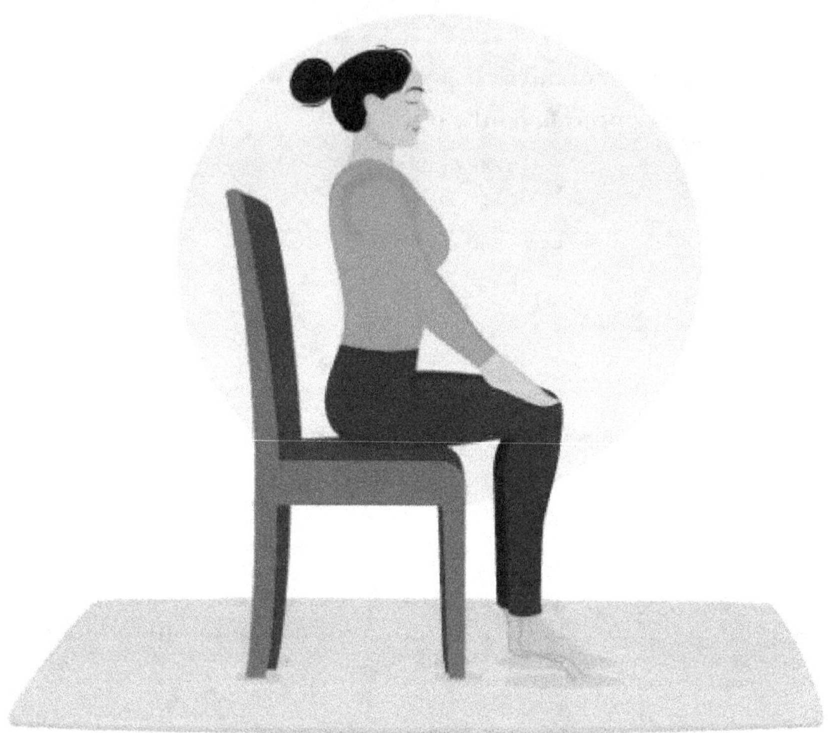

Cette pose sollicite les muscles du mollet et l'intérieur des cuisses. Les élévations de talon aident à travailler les côtés opposés de vos pieds et le bas des jambes. Ils améliorent la mobilité et la flexibilité de l'articulation de la cheville et stimulent notre humeur. Essayez cette pose lorsque vous avez besoin d'énergie positive, que vous souhaitez renforcer vos mollets ou que vous avez besoin de soulager le stress et l'anxiété.

Instructions étape par étape

- **Asseyez-vous droit et confortable vers le bord de la chaise avec votre colonne vertébrale droite et détendue.**

- Posez vos mains sur le haut de vos cuisses juste au-dessus de vos genoux et inspirez profondément par le nez et expirez lentement.
- Inspirez en levant les deux talons puis expirez en les abaissant.
- Répéter.

L'orteil se soulève

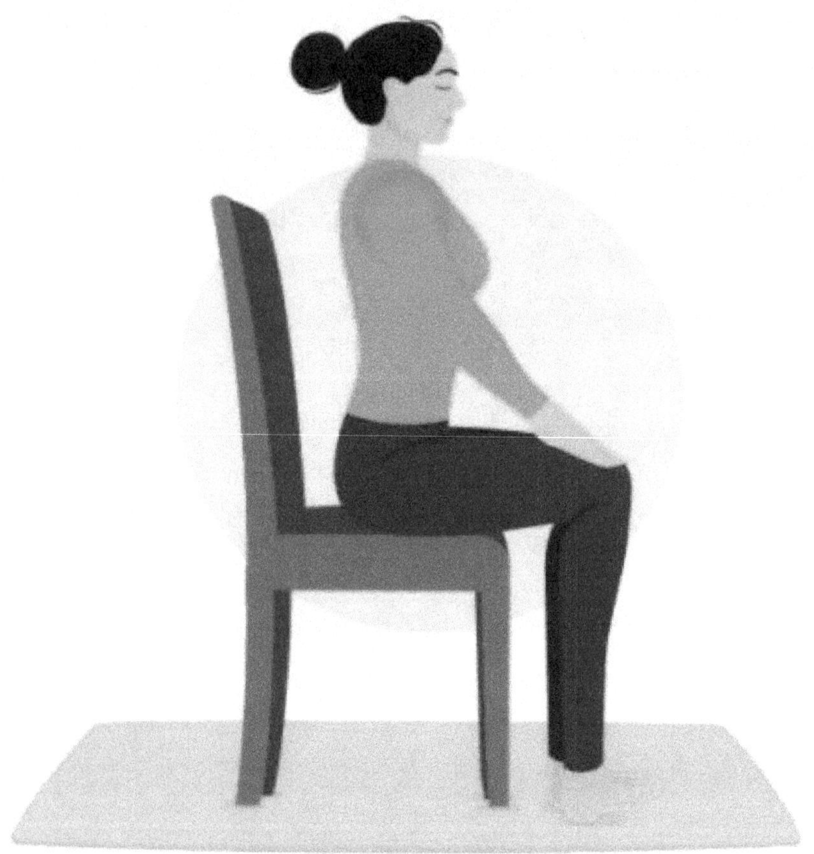

Cette pose aide à étirer et à renforcer vos orteils et vos pieds. Il est également utile pour améliorer la stabilité et la mobilité du pied.

Instructions étape par étape

- Asseyez-vous droit et confortable vers le bord de la chaise avec votre colonne vertébrale droite et détendue, les pieds à plat sur le sol à environ la largeur des hanches.
- Posez vos mains sur le haut de vos cuisses juste au-dessus de

vos genoux et inspirez profondément par le nez et expirez lentement.

- En gardant la plante de vos pieds fermement plantée sur le sol, soulevez vos orteils et repliez-les dessous.
- Maintenez-le pendant environ 3 à 5 respirations profondes.
- Répéter.

Chaise Debout Guerrier I

Cette pose aide à étirer et à renforcer les muscles de vos abdominaux, de vos bras et de vos jambes.

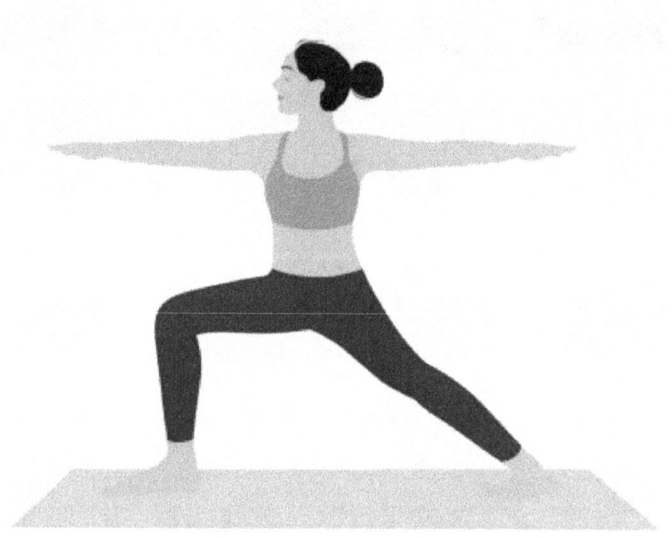

Instructions étape par étape

- Tenez-vous à côté de votre chaise : soit derrière, soit sur le côté et posez votre main droite sur le dossier de la chaise.
- Faites un pas de toute la longueur de la jambe vers l'arrière avec votre pied gauche et inclinez-le de sorte qu'il soit incliné à environ 75 degrés vers l'avant.
- Pliez votre genou droit jusqu'à ce que la cuisse soit parallèle au sol. Assurez-vous que votre genou ne dépasse pas la cheville.
- Levez votre bras gauche au-dessus de vos oreilles. Pour une pose difficile, soulevez les deux bras au-dessus de vos

oreilles avec les paumes face à face et appuyez-les complètement l'une contre l'autre.

- **Tenez ici pendant environ 3 à 5 respirations et répétez de l'autre côté.**

Retour au calme

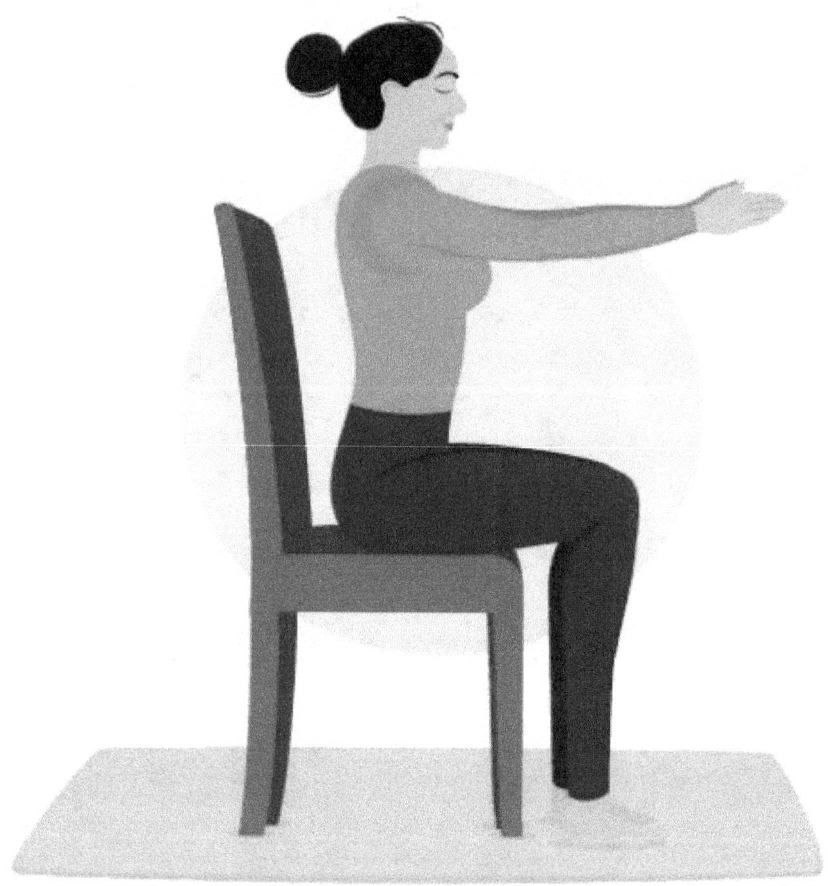

Paume

Cette pose vous aidera à vous calmer et à vous sentir bien après vos exercices de yoga.

Instructions étape par étape

- Asseyez-vous droit et confortable dans votre fauteuil
- Rapprochez vos paumes et frottez-les l'une contre l'autre

jusqu'à ce que vous sentiez de la chaleur en elles

- Coupez-les légèrement et placez-les doucement sur votre visage en couvrant vos yeux. Vous pouvez fermer les yeux ou les garder ouverts.
- Sentez la chaleur des paumes sur vos yeux. Assurez-vous de ne pas exercer de pression sur vos globes oculaires.
- Tenez la pose pendant environ trois à cinq minutes.

Souffle de refroidissement (Sithali)

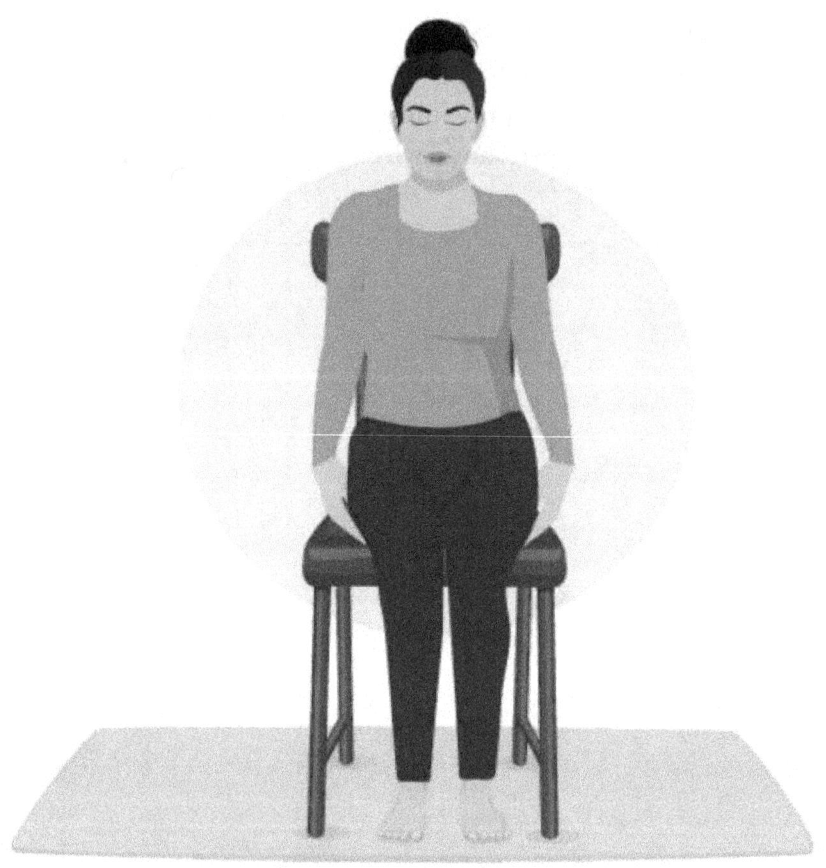

Comme mentionné précédemment, Sithali vous aidera à vous rafraîchir et à calmer votre corps après avoir effectué vos séances de yoga.

Instructions étape par étape

- **Asseyez-vous droit sur la chaise avec vos hanches vers le bord de la chaise, le dos droit, vos pieds fermement plantés sur le sol à la largeur des hanches.**

- **Placez vos paumes face vers le bas sur vos cuisses.**
- **Inspirez et expirez profondément deux ou trois fois par le nez pour vous préparer à ce pranayama.**
- **Pliez les côtés de votre langue vers l'intérieur vers le centre pour l'enrouler en forme de tube. Si vous ne pouvez pas rouler votre langue, pincez vos lèvres pour former un petit « o » avec votre bouche.**
- **Inspirez lentement à travers le tube si vous roulez votre langue ou canalisez l'air à travers l'ouverture en forme de "o" si vos lèvres sont pincées.**
- **Fermez la bouche et expirez lentement par le nez.**
- **Répétez jusqu'à ce que vous ressentiez l'effet de refroidissement maximal.**

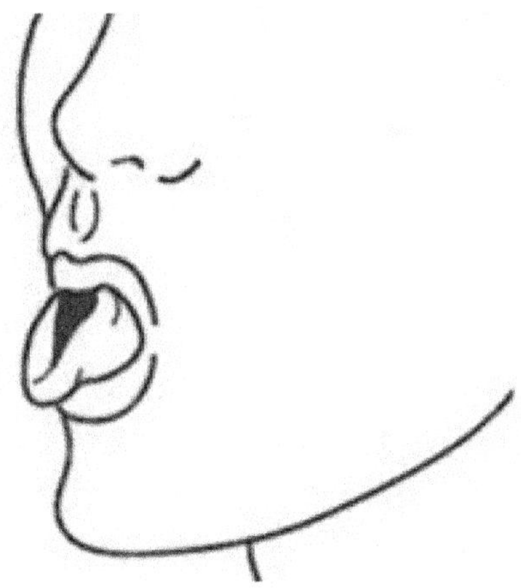

Relaxation finale et méditation

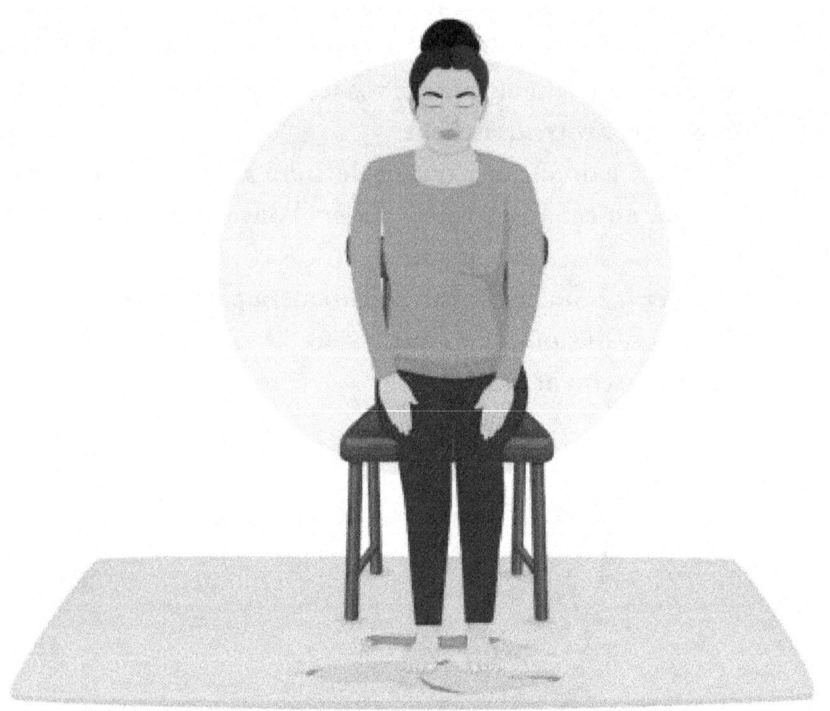

Après vos exercices de yoga, il est très important de détendre votre corps. La pose de relaxation finale vous fait vous sentir bien, vous calme et donne à votre corps le temps de commencer à intégrer les résultats de votre pratique de yoga.

Instructions étape par étape

- Asseyez-vous droit et confortable au bord de la chaise avec votre colonne vertébrale droite et détendue, les pieds à plat sur le sol à environ la largeur des hanches. Soulevez vos pieds à l'aide d'un traversin ou d'une couverture pliée s'ils ne peuvent pas toucher le sol en position assise.

- Posez vos mains sur le haut de vos cuisses juste au-dessus de vos genoux et sentez le poids de votre corps sur le siège. Sentez la chaise comme si c'était la première fois que vous vous asseyez dessus. Essayez de vous déplacer doucement d'un côté à l'autre de la chaise et remarquez comment vos hanches se sentent dans la chaise et comment vos pieds se sentent sur le sol.
- Détendez vos épaules et vos mains et laissez votre respiration couler naturellement. Les yeux fermés, prenez conscience de votre respiration. Faites-y attention lorsque vous inspirez et expirez par le nez. Assurez-vous de ne pas changer votre souffle. Faites-y juste attention. Remarque-s'il est tendu ou détendu, sa longueur et sa température lorsqu'il entre et sort de votre corps.
- Revenez de la méditation après une ou deux minutes.

• • • •

VOUS AVEZ TERMINE !

Bonne fin de journée !

Veuillez essayer de faire cette routine trois à cinq fois par semaine et restez cohérent. C'est en étant cohérent que vous tirerez le meilleur parti de ses avantages.

Après quelques semaines, vous serez prêt pour les exercices de routine intermédiaires du chapitre suivant qui sont un peu intenses et vous demandent d'être plus stable et un peu flexible.

Chapitre quatre : Notre programme intermédiaire dédié

Dans ce chapitre, vous trouverez notre programme intermédiaire dédié. Les exercices de yoga sur chaise de ce programme sont plus dynamiques et adaptés au niveau intermédiaire. Une fois que vous avez terminé avec la routine du premier chapitre, vous êtes prêt pour la routine de ce chapitre. Si vous n'êtes pas nouveau dans le yoga sur chaise, cette séquence d'exercices peut vous aider à améliorer votre pratique du yoga sur chaise. Vous pouvez également utiliser ces exercices pour ajouter des éléments plus stimulants à votre pratique du yoga.

Vous pouvez effectuer ces exercices en tant que routine autonome ou en combinaison avec la séquence d'échauffement du chapitre deux. Mais est-il important de préparer notre esprit et notre système respiratoire afin d'augmenter notre niveau de concentration pendant l'exercice. Nous allons donc commencer par un exercice de respiration. **Entrons dans la routine !**

Souffle Purifiant (Kapalbhati)

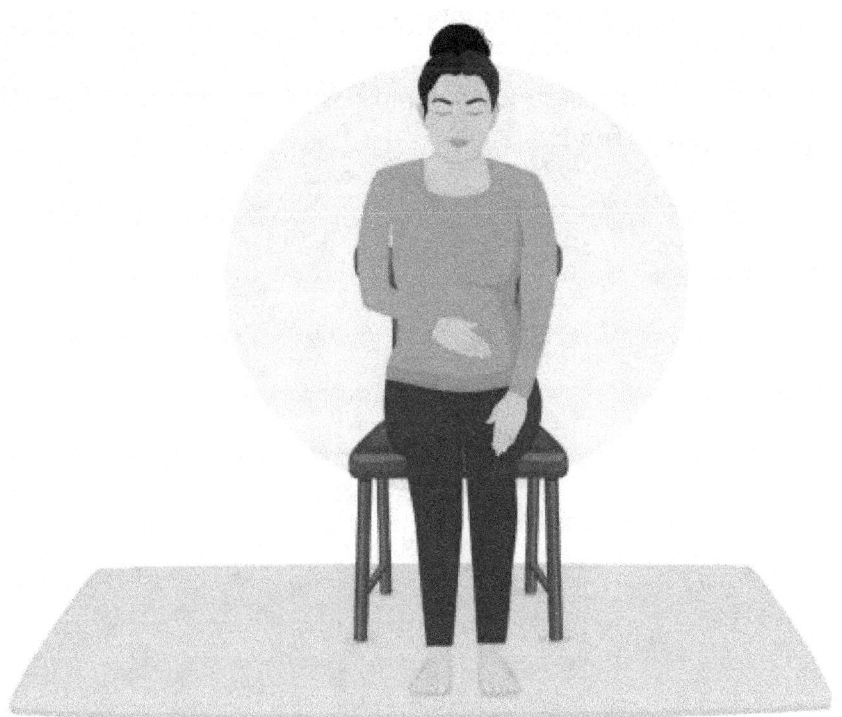

- Asseyez-vous droit sur la chaise en laissant un peu d'espace derrière vous pour ne pas vous appuyer dessus.
- Plantez vos pieds à plat et fermement sur le sol avec vos mains suspendues à vos côtés
- Gardez votre main gauche détendue à vos côtés et placez votre main droite sur votre ventre
- Inspirez profondément par le nez, puis expirez tout l'air en ramenant votre nombril et votre ventre vers la colonne vertébrale. Ensuite, inspirez partiellement et expirez rapidement par le nez en détendant le nombril et

l'abdomen. Vous pouvez pomper au rythme de votre choix. Assurez-vous simplement que la respiration est continue, mais les "inspirations" sont très subtiles et petites. Effectuez autant de pompes que possible. Commencez plus petit et progressez.

- À la dernière pompe, arrêtez-vous et inspirez à fond et expirez à fond.

Inclinaison de la tête en position assise

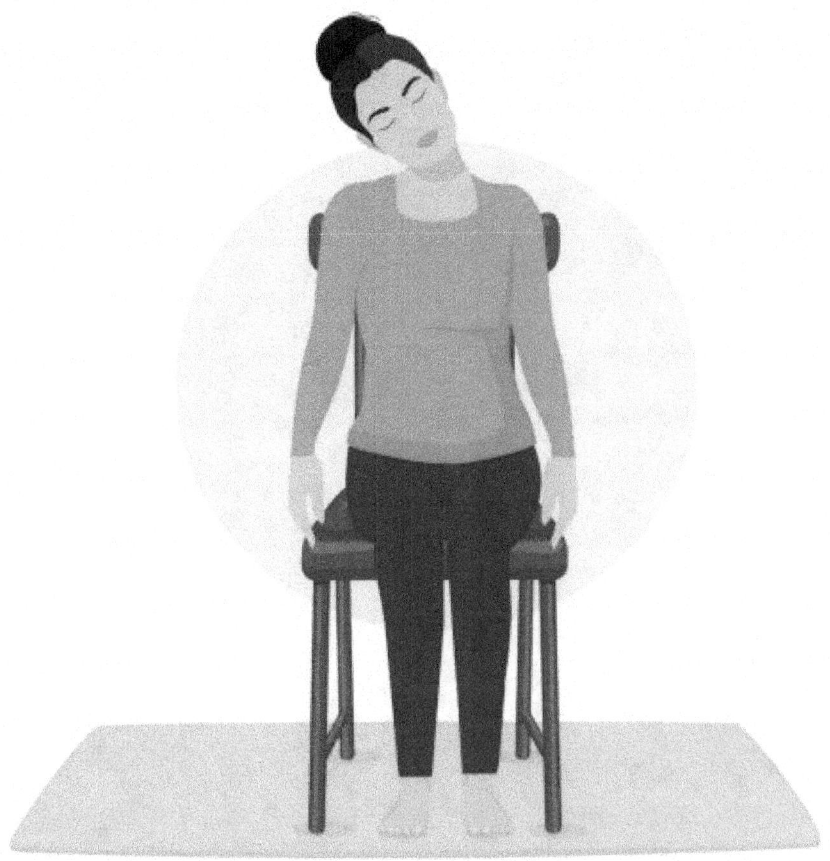

La tête s'incline pendant l'entraînement et étire les muscles entourant votre cou. Ils aident à améliorer la flexibilité et la mobilité du cou.

Instructions étape par étape

- Asseyez-vous droit et confortable au bord de la chaise avec votre colonne vertébrale droite et détendue, les pieds à plat sur le sol à environ la largeur des hanches.
- Posez vos mains sur le haut de vos cuisses juste au-dessus de

vos genoux et inspirez profondément par le nez et expirez lentement.

- Penchez doucement la tête vers la gauche, puis ramenez-la vers le centre.
- Inclinez-le vers la droite, puis ramenez-le à nouveau au centre.
- Répéter.

Fermer/Ouvrir (mouvement des yeux)

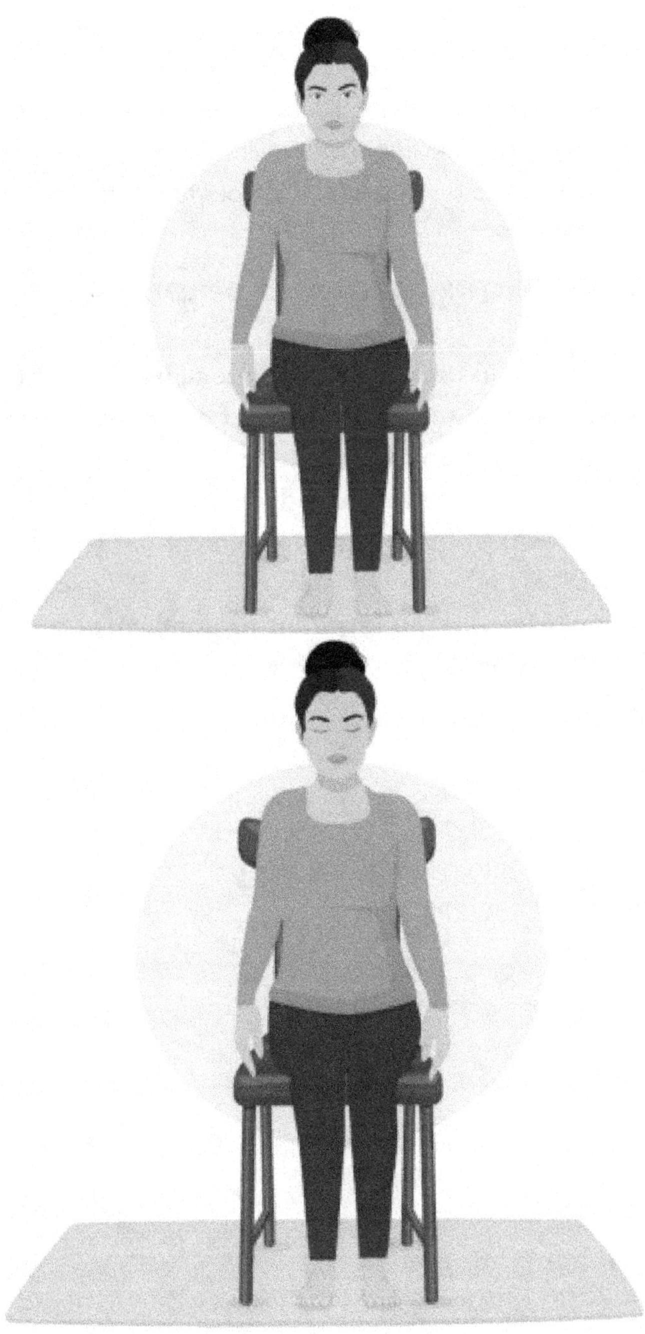

Ce mouvement nous aide à remarquer la différence entre l'utilisation de notre environnement externe et nos sentiments internes pour l'information. Fermer les yeux est le meilleur moyen de vous scanner intérieurement. Essayez de faire ce mouvement lorsque vous sentez que vos yeux sont fatigués ou que vous avez besoin de booster votre état d'esprit.

Instructions étape par étape

- **Asseyez-vous droit et confortable au bord de la chaise avec votre colonne vertébrale droite et détendue, les pieds à plat sur le sol à environ la largeur des hanches.**
- **Posez vos mains sur le haut de vos cuisses juste au-dessus de vos genoux et inspirez profondément par le nez et expirez lentement.**
- **Fermez les yeux en inspirant profondément, puis expirez en les ouvrant le plus possible**
- **Répéter.**

Grand ouvert (mouvement de la bouche)

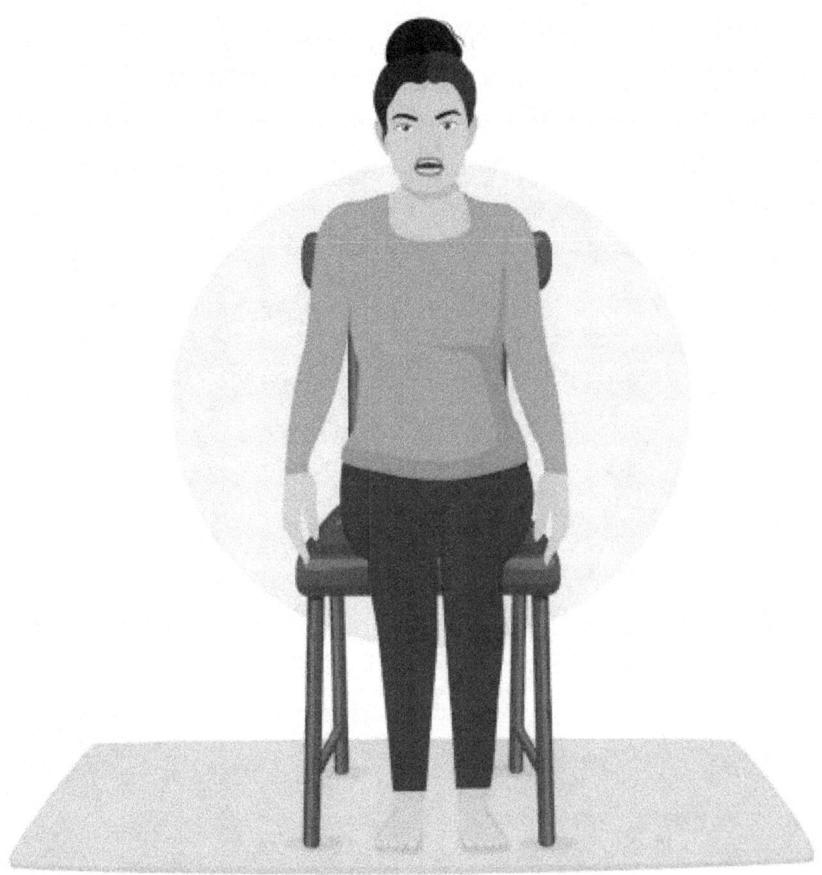

Cet exercice aide à relâcher la tension de tout votre corps et de votre esprit en laissant tout aller. Il aide également à étirer l'ensemble des muscles de votre visage.

Instructions étape par étape

- **Asseyez-vous droit et confortable au bord de la chaise avec votre colonne vertébrale droite et détendue, les pieds à plat sur le sol à environ la largeur des hanches.**

- Posez vos mains sur le haut de vos cuisses juste au-dessus de vos genoux et inspirez profondément par le nez et expirez lentement.
- Ouvrez votre bouche aussi largement que vous le pouvez. Tiens-toi là quelques secondes
- Détendez vos lèvres et votre bouche pour libérer la pose.
- Répéter.

Rotations d'épaule

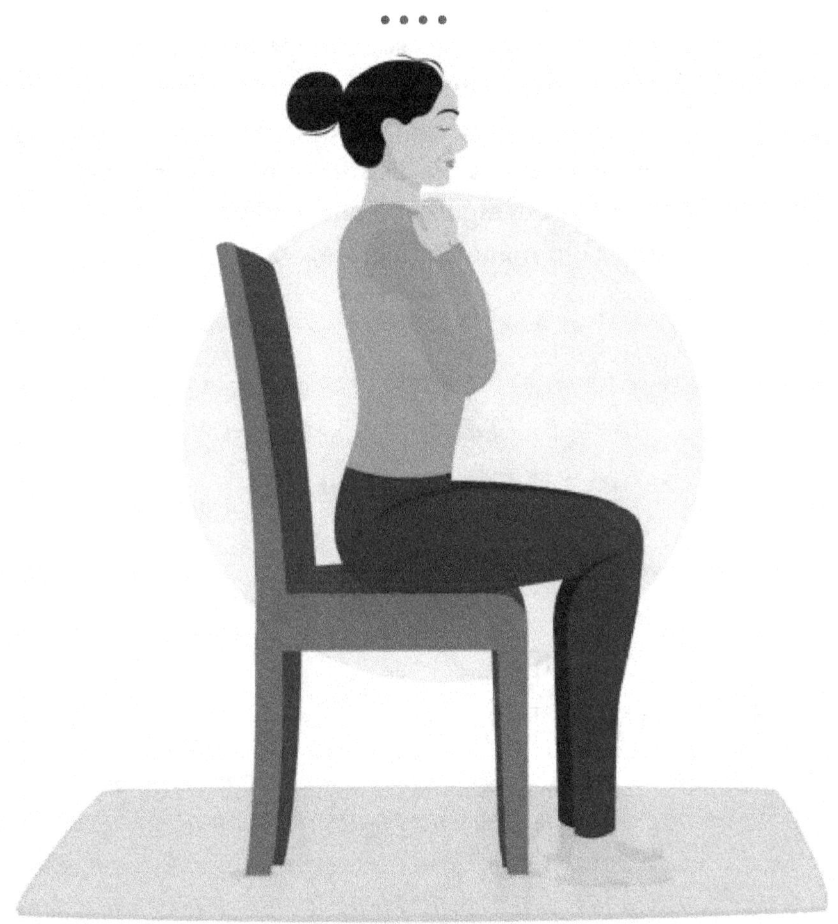

Cet exercice aide à renforcer les muscles de vos bras et de vos épaules. Il augmente également la circulation dans vos épaules et améliore la mobilité des articulations de l'épaule.

Instructions étape par étape

- **Asseyez-vous bien droit sur la chaise afin que votre dos ne** repose pas sur la chaise

- Gardez vos pieds à plat et fermement plantés sur le sol à une distance des hanches avec vos paumes sur vos cuisses et vos épaules détendues.
- Apportez les deux mains sur vos épaules et maintenez vos articulations de l'épaule du bout des doigts.
- Faites des cercles avec vos coudes en commençant par vous déplacer dans le sens des aiguilles d'une montre, puis dans le sens inverse des aiguilles d'une montre.
- Répétez en alternant la direction.

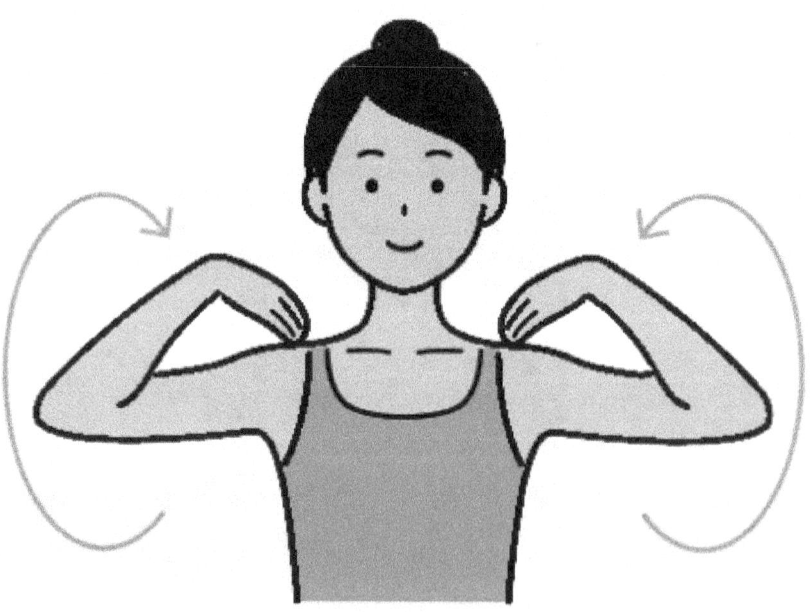

Armes du maître-autel

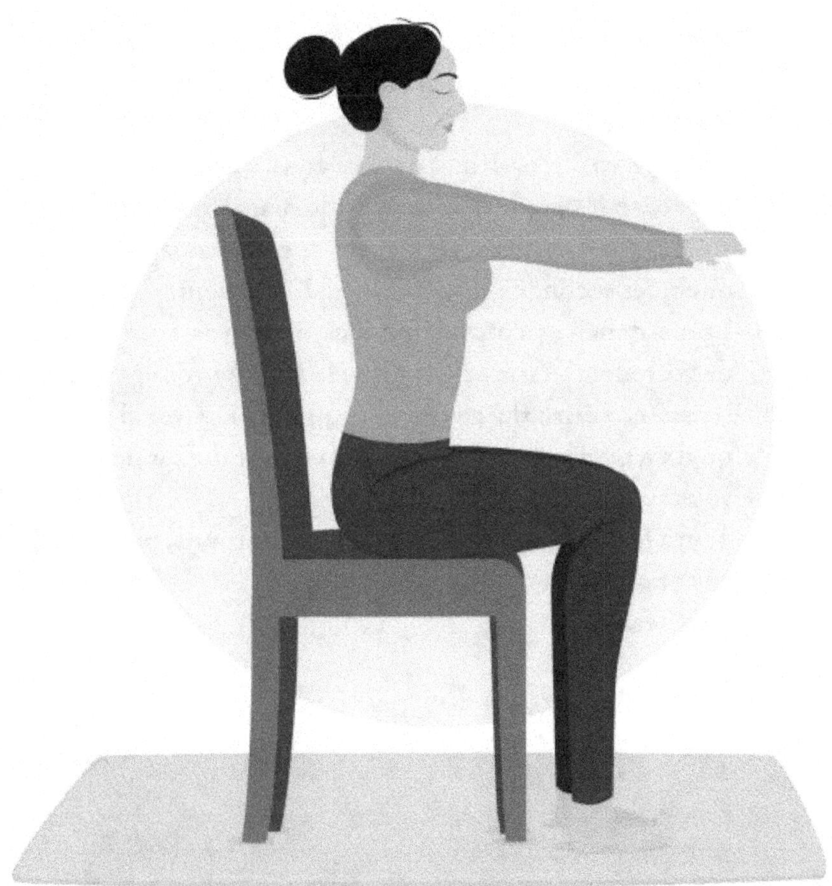

Ce mouvement fait travailler vos bras, vos poignets, vos épaules et les côtés de votre torse. Il aide à soulager vos bras, vos épaules et vos poignets de la tension. Il aide également à renforcer les muscles dans ces zones et vous donne une énergie positive.

Instructions étape par étape

- **Asseyez-vous droit et confortable vers le bord de la chaise**

avec votre colonne vertébrale droite et détendue, les pieds à plat sur le sol à environ la largeur des hanches et le dos droit.

- Posez vos mains sur le haut de vos cuisses juste au-dessus de vos genoux et inspirez profondément par le nez et expirez lentement.

- Étendez vos bras droits devant vous, entrelacez les doigts et gardez les paumes inversées de manière à ce qu'elles ne soient pas tournées vers votre torse. Tenez ici pendant quelques secondes et sentez juste l'étirement.

- En gardant vos côtes détendues, levez vos bras au-dessus de votre tête. Assurez-vous que le haut de vos épaules reste baissé et s'étire du coude au poignet. Essayez d'imaginer qu'il y a quelque chose sur l'autel créé au-dessus de vous que vous souhaitez apporter dans votre vie.

- Tenez ici pendant environ 5 à 10 respirations, puis relâchez vos bras.

- Répéter.

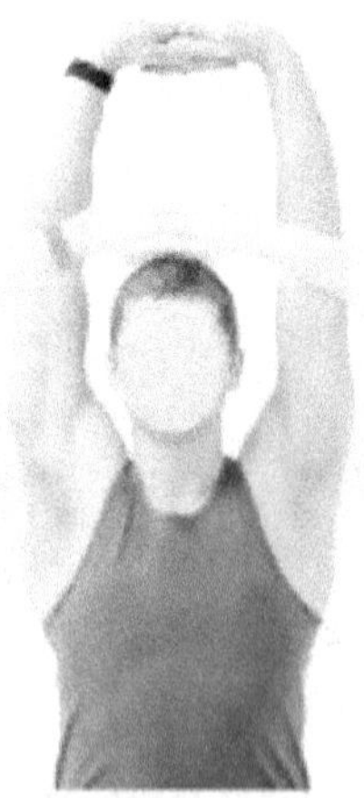
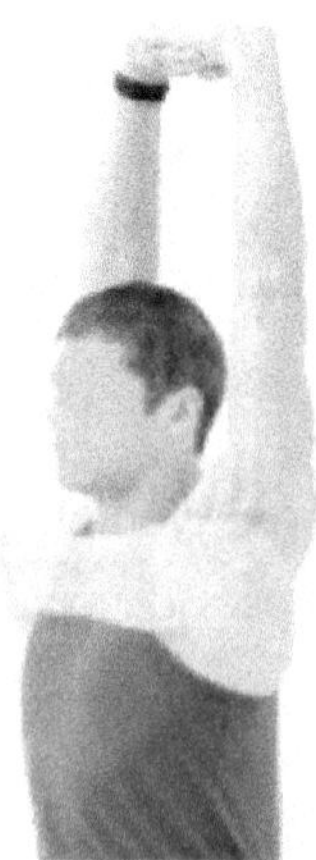

Extensions de doigts

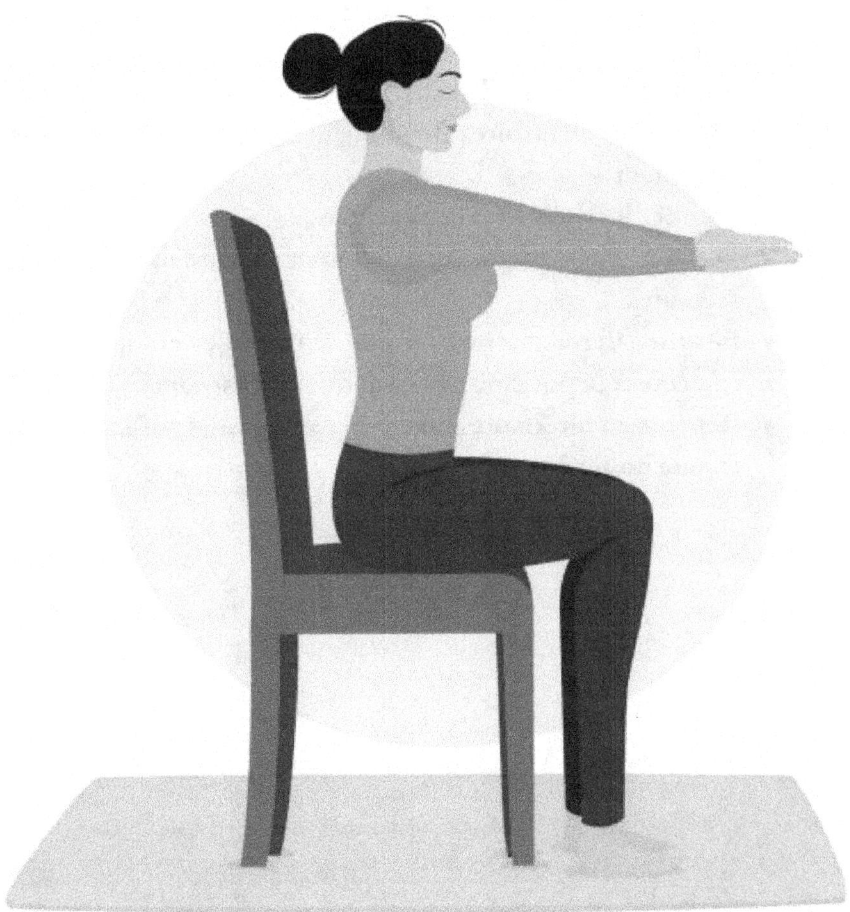

Cet exercice travaille vos articulations des doigts, des mains, des bras et des épaules. Il étire vos doigts et aide à renforcer les muscles de vos mains, de vos bras et de vos épaules. Il augmente également la circulation dans les mains et les bras et aide à améliorer la flexibilité et la mobilité des articulations de vos doigts.

Instructions étape par étape

- Asseyez-vous droit et confortable vers le bord de la chaise avec votre colonne vertébrale droite et détendue, les pieds à plat sur le sol à environ la largeur des hanches et le dos droit.
- Posez vos mains sur le haut de vos cuisses juste au-dessus de vos genoux et inspirez profondément par le nez et expirez lentement.
- Étendez les deux bras devant vous.
- Écartez vos doigts et maintenez pendant quelques secondes.
- Ensuite, fermez votre poing en boule et maintenez également la position pendant quelques secondes.
- Répétez en alternant entre écarter les doigts et les fermer en une boule de poing.

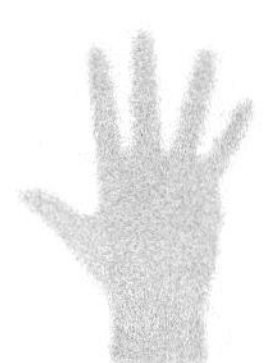 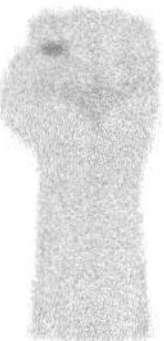

Rotations du poignet

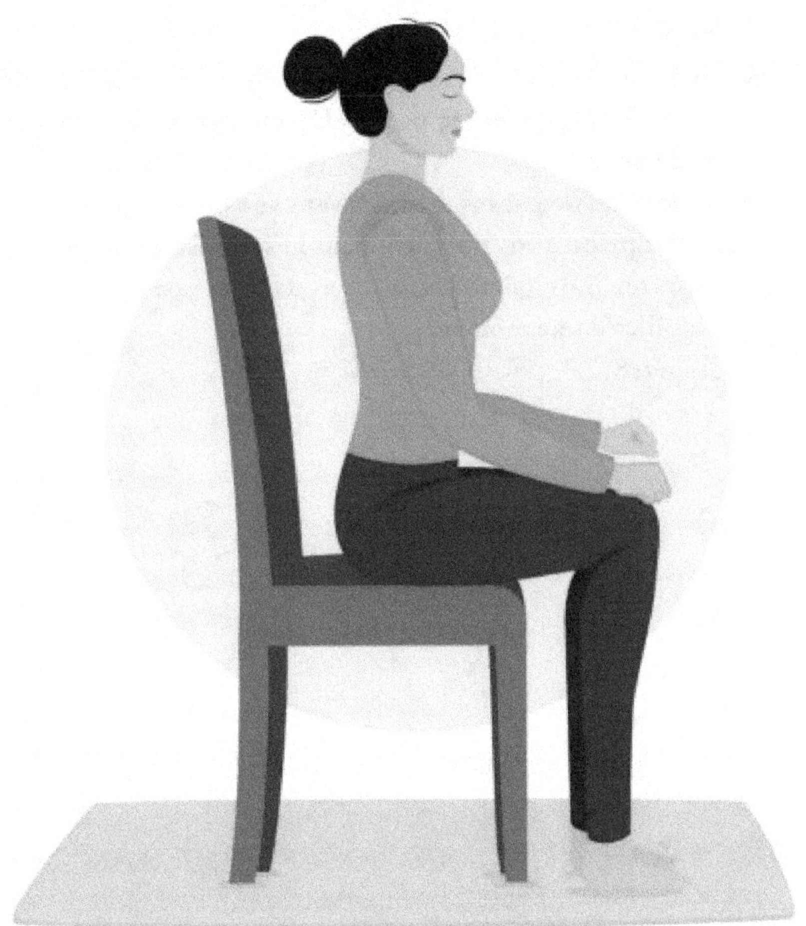

Les rotations des poignets font travailler vos poignets, vos mains et vos épaules. Ils aident à renforcer les muscles de vos mains et de vos épaules. Cet exercice augmente également la circulation dans les mains et les bras et aide à améliorer la flexibilité et la mobilité des articulations du poignet.

Instructions étape par étape

- Asseyez-vous droit et confortable vers le bord de la chaise avec votre colonne vertébrale droite et détendue, les pieds à plat sur le sol à environ la largeur des hanches et le dos droit.
- Posez vos mains sur le haut de vos cuisses juste au-dessus de vos genoux et inspirez profondément par le nez et expirez lentement.
- Tendez les deux bras droits devant vous.
- Faites pivoter vos poignets dans le sens des aiguilles d'une montre, puis faites-les pivoter dans le sens inverse des aiguilles d'une montre.
- Répéter.

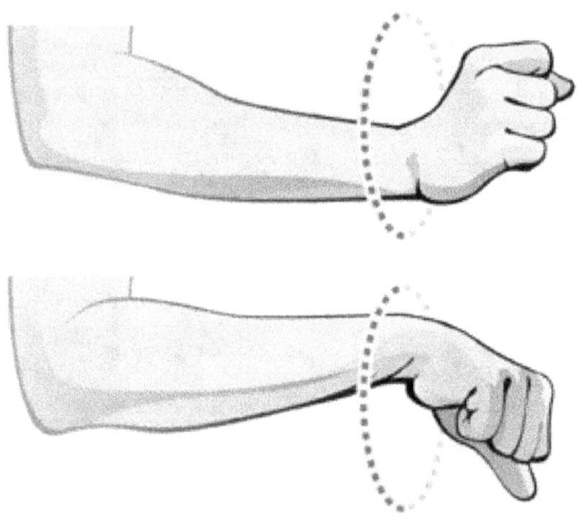

Bras d'aigle (chaise Garudasana)

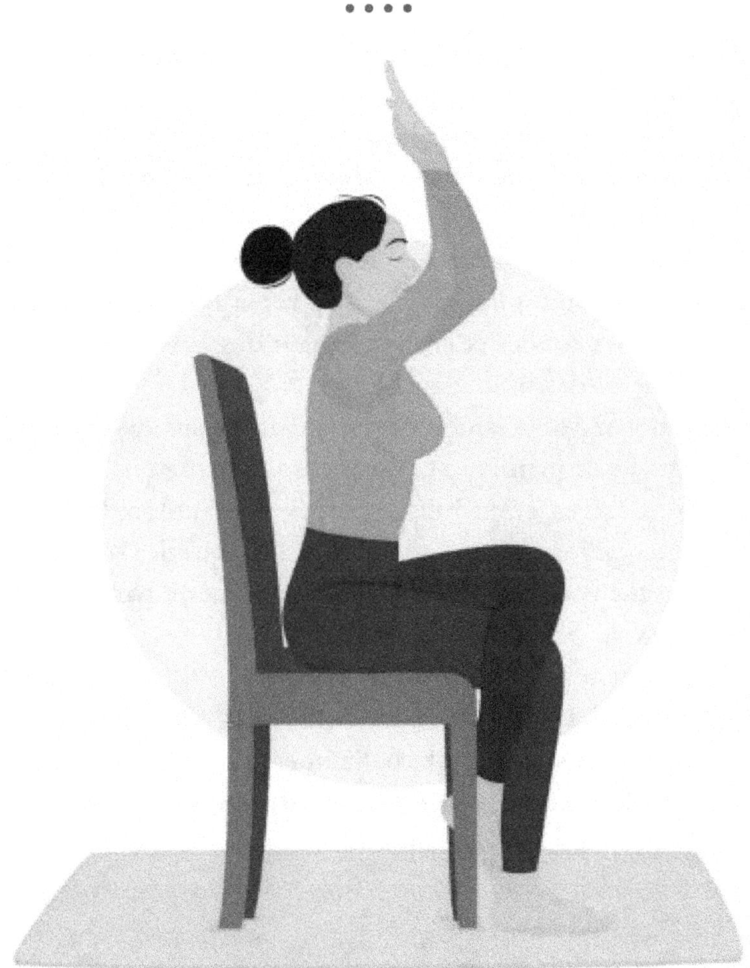

Cette posture fait travailler vos bras, le haut du dos et les épaules. Il est parfait pour s'étirer et gagner en souplesse et en mobilité dans ces muscles. Cela aide également à augmenter votre concentration et votre concentration.

Instructions étape par étape

- Asseyez-vous droit et confortable vers le bord de la chaise avec votre colonne vertébrale droite et détendue, les pieds fermement plantés sur le sol à environ la largeur des hanches.

- Posez vos mains sur le haut de vos cuisses juste au-dessus de vos genoux et inspirez profondément par le nez et expirez lentement.

- Maintenant, laissez tomber vos mains pour les atteindre sur les côtés, puis soulevez-les vers l'avant de votre corps. Pliez les coudes et croisez le haut des bras en ramenant le droit au-dessus du gauche.

- Amenez votre jambe droite sur le dessus de votre cuisse gauche de manière à ce qu'elles soient croisées.

- Gardez vos avant-bras enroulés l'un autour de l'autre et amenez vos paumes de manière à ce qu'elles se rejoignent devant votre visage. Vos bras doivent être parallèles à vos cuisses.

- Maintenez cette position pendant 5 à 10 respirations profondes

- Déroulez vos bras et vos jambes pour vous libérer de la position croisée et revenir à la position assise droite.

- Répétez pour le côté opposé.

Angle latéral étendu

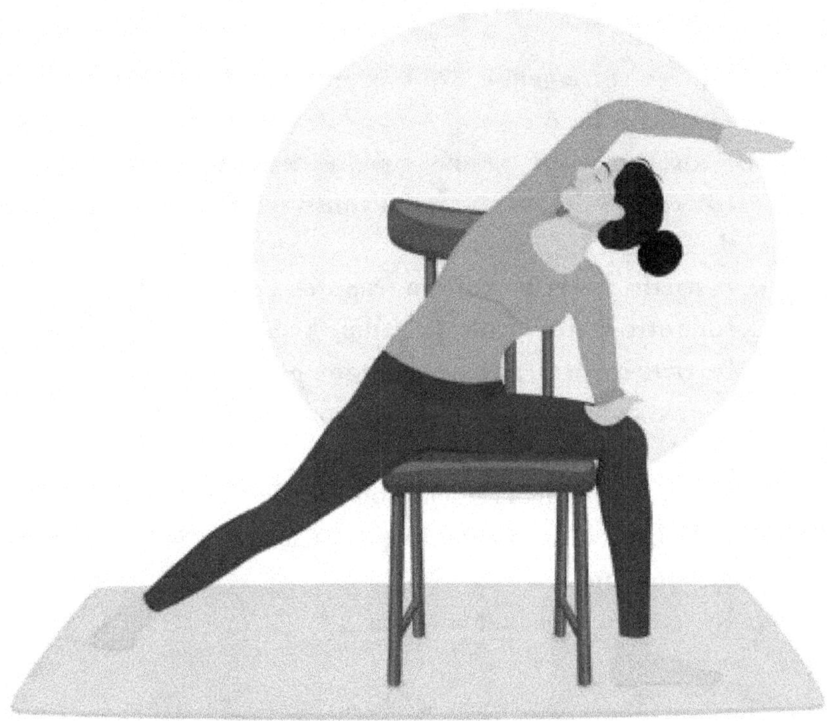

C'est un tronçon incroyable, mais il nécessite plus d'espace autour de vous. Cet exercice fait travailler les hanches, les jambes et le bas du dos. Il aide à étirer et à renforcer les muscles des hanches, des jambes et du bas du dos. Il améliore également la flexibilité et la mobilité de l'articulation de la hanche et augmente le flux d'oxygène vers les poumons.

Instructions étape par étape

- **Asseyez-vous droit et confortable vers le bord de la chaise avec votre colonne vertébrale droite et détendue, les pieds**

- à plat sur le sol à environ la largeur des hanches et le dos droit.
- Posez vos mains sur le haut de vos cuisses juste au-dessus de vos genoux et inspirez profondément par le nez et expirez lentement.
- Ouvrez votre genou droit en tournant le pied droit à 90 degrés sur le côté
- Redressez votre jambe gauche et inclinez son pied à environ 75 degrés comme si vous veniez en position assise de guerrier II.
- À partir de cette position, reposez votre avant-bras droit sur votre genou droit, la paume vers le haut. En utilisant l'arrière du bras, poussez le genou plus vers la droite.
- Sentez l'étirement et étendez-vous de l'extérieur du pied gauche jusqu'aux doigts gauches.
- Maintenez-le pendant environ 5 à 10 respirations.
- Relâchez lentement et doucement la pose et faites de même du côté opposé.
- Répétez en alternant les côtés.

Pliage avant debout

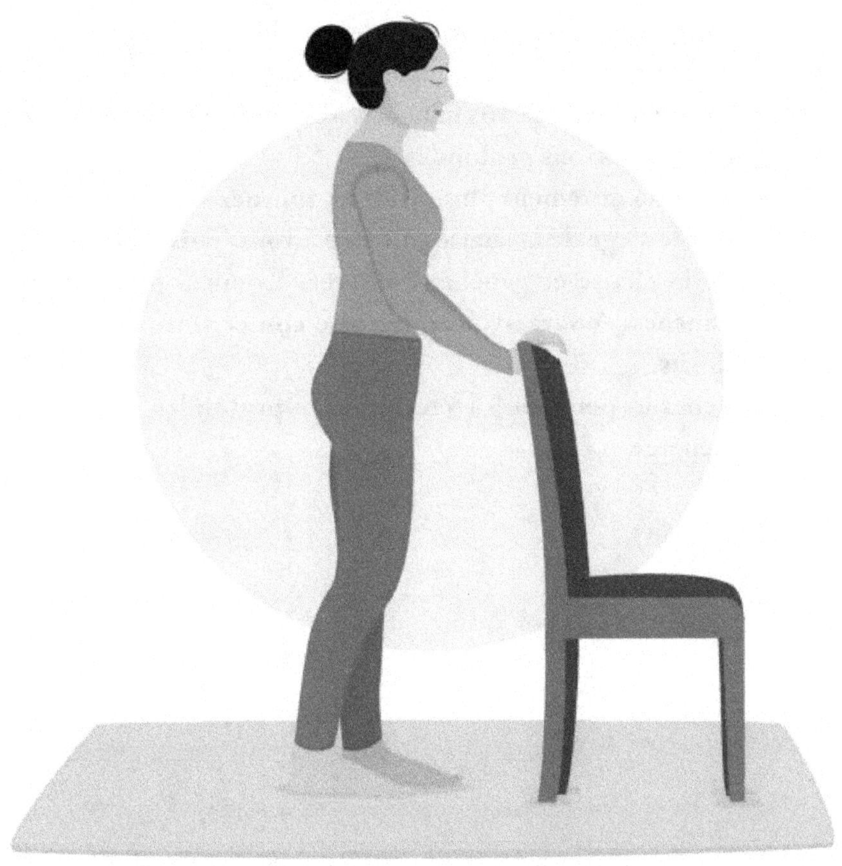

Cet étirement fait travailler les muscles des hanches, des mains, du torse, du dos et des cuisses. Il aide à améliorer la flexibilité et la mobilité de l'articulation de la hanche.

Instructions étape par étape

- **Tenez-vous debout derrière une chaise face à son dos à environ un pied de distance. Vos pieds doivent être parallèles les uns aux autres à la largeur des hanches.**

- Inspirez et expirez profondément, puis tenez le dossier de la chaise avec les deux mains. Assurez-vous que vous vous sentez stable et détendu.
- En gardant vos genoux au-dessus de vos chevilles et vos hanches sur vos genoux, penchez-vous lentement vers l'avant à partir de vos hanches. Tenez ici pendant environ 3 à 5 respirations profondes.
- Pour un étirement plus profond, tournez la chaise de sorte que le siège de la chaise soit face à vous, puis tenez le siège de la chaise et penchez-vous vers l'avant à partir de vos hanches. Assurez-vous que votre cou et votre dos restent droits.
- Tenez ici pendant 3 à 5 respirations profondes
- Répéter.

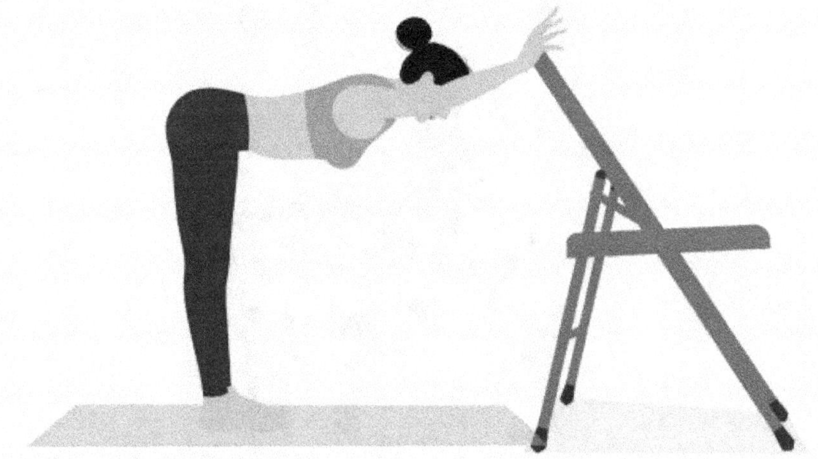

Twist assis

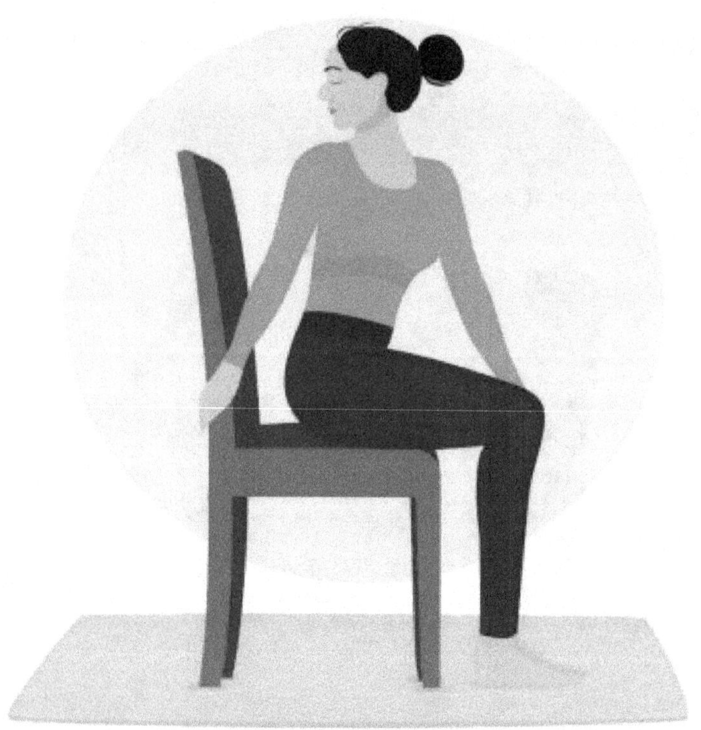

Cette pose engage le dos, le cou, les bras et les hanches. Il est utile pour gagner en souplesse et en mobilité articulaire dans les muscles environnants. Il aide également à soulager les tensions et les raideurs qui peuvent être causées par le stress, les traumatismes et les blessures. Grâce à son mouvement de torsion.

Instructions étape par étape

- **Asseyez-vous droit sur la chaise en laissant un peu d'espace derrière vous. Plantez vos pieds à plat et fermement sur le sol à une distance des hanches avec vos paumes vers le bas** sur le dessus de vos cuisses.

- Inspirez et expirez profondément, puis placez votre main gauche sur votre cuisse droite et la main droite sur le siège derrière vous
- Inspirez en allongeant votre colonne vertébrale, puis expirez et tournez le haut de votre corps vers la droite. Regardez en arrière et allez aussi loin que vous le pouvez.
- Tenez-vous là pendant 3 à 5 respirations profondes.
- Détendez-vous de la torsion lentement et doucement, en revenant au centre et en décroisant votre jambe, en la posant de nouveau sur le sol.
- Répétez pour le côté opposé.

Pose de pigeon de chaise

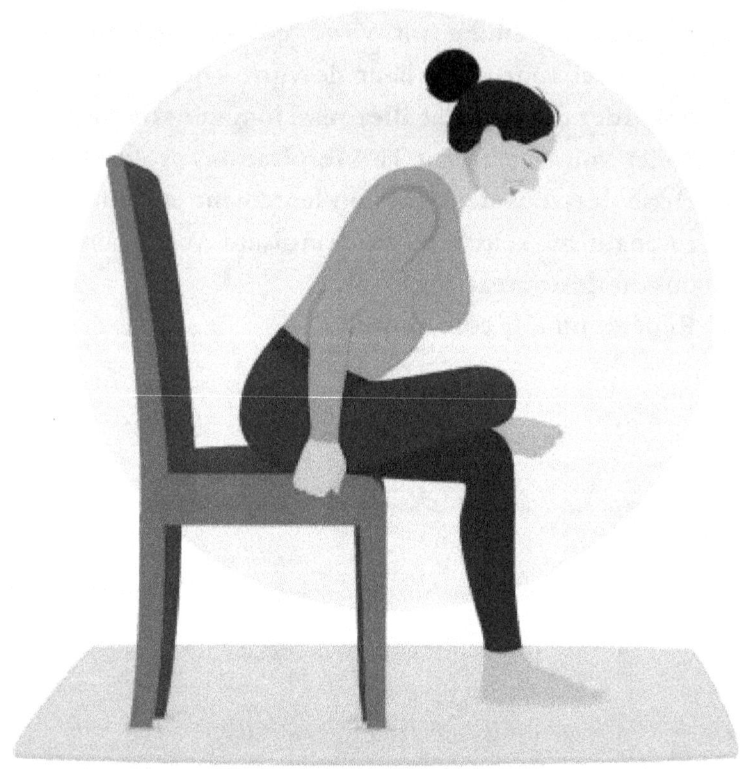

Cet exercice aide à travailler et à renforcer les ischio-jambiers, les hanches, le bas du dos, les fessiers et les cuisses. Essayez-le si vous voulez gagner en souplesse et en mobilité dans votre moitié inférieure et soulager la douleur causée par la sciatique ou l'irritation du nerf sciatique.

Instructions étape par étape

- **Asseyez-vous droit sur la chaise en laissant un peu d'espace** derrière vous. Plantez vos pieds à plat et fermement sur le sol à une distance des hanches avec vos paumes vers le bas sur le dessus de vos cuisses.

- Inspirez et expirez profondément, puis pliez votre jambe droite et croisez-la sur votre cuisse gauche au niveau de la cheville droite en gardant le genou droit sur le côté.
- Pour une variante plus facile, amenez simplement votre jambe droite entière et croisez-la sur le dessus de votre cuisse gauche.
- Reposez votre main droite sur votre tibia et la gauche sur votre cheville droite, puis inclinez votre torse vers l'avant lentement et doucement en maintenant une colonne vertébrale droite.
- Tenez cette pose pendant 3 à 5 inspirations et expirations profondes
- Ensuite, détendez-vous lentement de la position et ramenez votre torse en position assise droite.
- Répétez pour la jambe opposée.

Pose du genou à la poitrine (Eka Pada Apanasana)

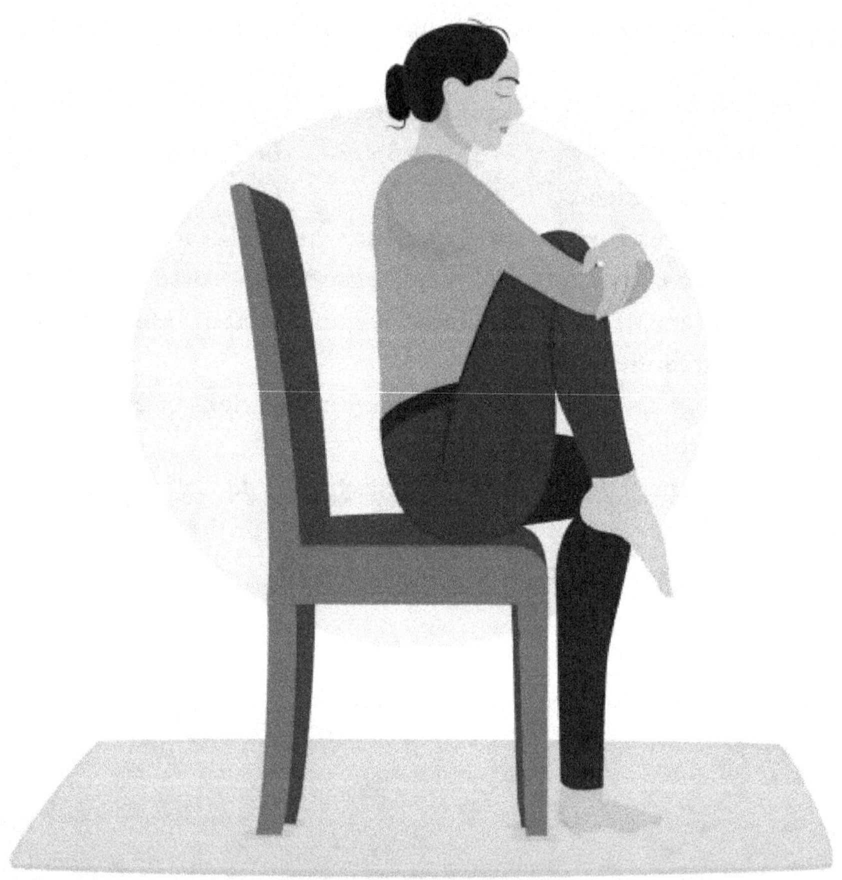

Cette pose fait travailler vos abdominaux, vos hanches et vos ischio-jambiers. Il est utile pour gagner en souplesse dans les muscles de la hanche et des ischio-jambiers. Il permet également de muscler vos abdominaux en douceur.

Instructions étape par étape

- Asseyez-vous droit et confortable vers le bord de la chaise avec votre colonne vertébrale droite et détendue, les pieds fermement plantés sur le sol à environ la largeur des hanches.
- Posez vos mains sur le haut de vos cuisses juste au-dessus de vos genoux et inspirez profondément par le nez et expirez lentement.
- Levez votre jambe droite vers votre poitrine en pliant le genou et en le tenant au niveau du tibia avec les deux mains. La jambe gauche doit rester fermement ancrée au sol.
- Maintenant, fléchissez votre pied droit
- Maintenez cette position pendant 3 à 5 respirations profondes
- Revenez à la position de départ en relâchant doucement votre pied vers le sol
- Faites de même pour la jambe opposée.

Pose de la déesse de la chaise (chaise Utkata Konasana)

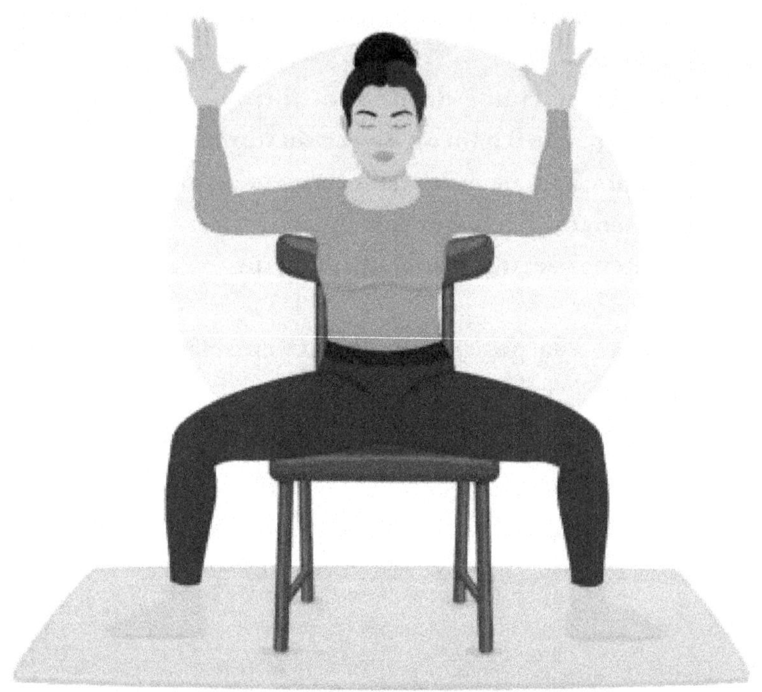

La pose de la déesse de la chaise fait travailler vos hanches, vos bras et l'intérieur de vos cuisses. Il est utile pour gagner en souplesse des muscles de l'intérieur de la cuisse et en force dans les bras.

Instructions étape par étape

- Asseyez-vous droit et confortable vers le bord de la chaise avec votre colonne vertébrale droite et détendue, les pieds fermement plantés sur le sol à environ la largeur des hanches.

- Posez vos mains sur le haut de vos cuisses juste au-dessus de vos genoux et inspirez profondément par le nez et expirez lentement.
- Élargissez vos jambes de manière à ce que chaque jambe arrive de chaque côté de la chaise.
- Étendez vos bras sur le côté, étirez-les largement tout en gardant le bout des doigts engagé et pliez vos coudes à un angle d'environ 90 degrés avec les paumes tournées vers l'avant.
- Maintenez cette position pendant 5 à 10 respirations profondes.
- Ramenez doucement vos jambes et vos bras vers le bas pour libérer la pose.
- Répéter.

Courbure latérale jambes croisées

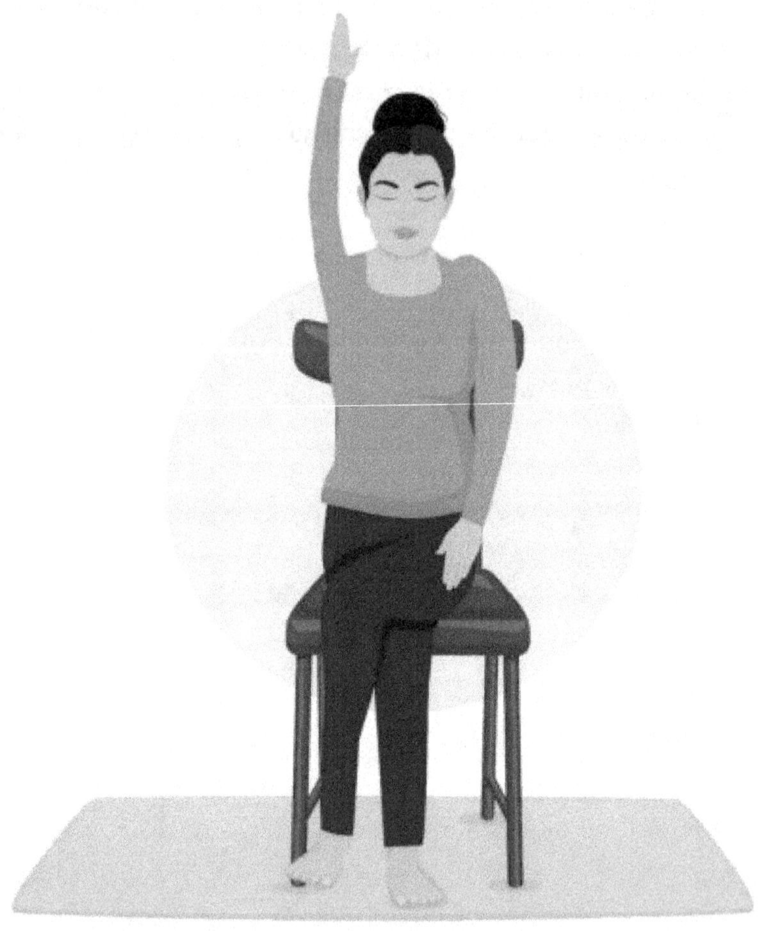

Cette pose utilise vos bras, vos cuisses et vos obliques. Il est très utile pour étirer, renforcer et allonger votre torse et vos cuisses.

Instructions étape par étape

- **Asseyez-vous droit et confortable vers le bord de la chaise**

avec votre colonne vertébrale droite et détendue, les pieds fermement plantés sur le sol à environ la largeur des hanches.

- Posez vos mains sur le haut de vos cuisses juste au-dessus de vos genoux et inspirez profondément par le nez et expirez lentement.
- Amenez votre jambe droite au-dessus de votre jambe gauche et placez votre main gauche sur votre cuisse droite.
- Levez votre bras droit au-dessus de votre tête et penchez-vous vers la gauche, en étirant le côté droit de votre moitié supérieure.
- Assurez-vous que vos deux os de siège restent plantés sur le siège de la chaise.
- Maintenez cette position pendant 5 à 10 respirations profondes.
- Abaissez lentement votre main et votre jambe pour revenir à la position de départ.
- Répétez du côté opposé.

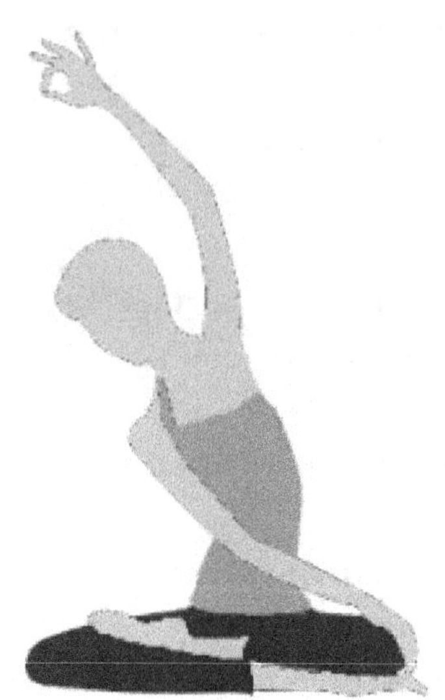

Guerrier II (Virabhadrasana II)

....

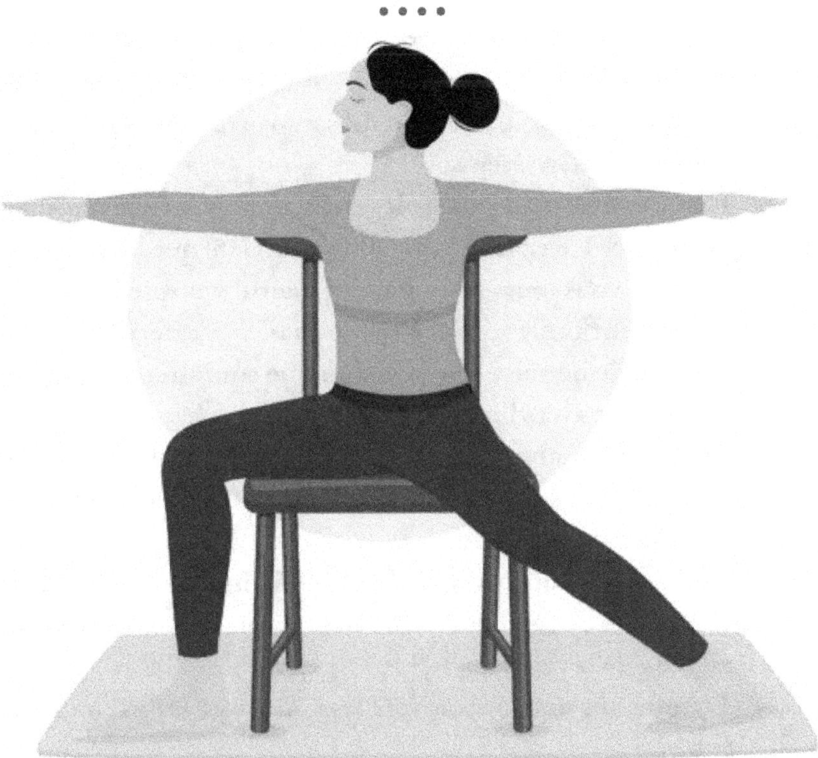

Cette pose aide à travailler vos jambes, vos fesses, vos hanches, vos abdominaux, vos cuisses et même vos bras. Dans cette pose, votre torse reste droit afin de vous rappeler que vous ne devez pas vous accrocher trop en arrière. Vous pouvez essayer Virabhadrasana II si vous avez besoin de confiance, si vous voulez vous concentrer ou si vous vous sentez instable et souhaitez renforcer votre moitié inférieure et devenir stable.

Instructions étape par étape.

- **Commencez par vous asseoir droit vers le bord de la chaise** avec vos fesses au milieu du siège, de sorte que vous puissiez facilement pivoter vers la gauche et vous asseoir sur votre côté droit.

- Inspirez profondément par le nez et expirez lentement.
- Déplacez doucement votre corps de manière à ce que votre ischio-jambier droit soit à plat sur le siège de la chaise avec votre genou droit plié et redressez votre jambe gauche et étendez-là-derrière vous.
- Gardez votre pied gauche légèrement plus incliné que dans le guerrier I avec la cheville plus en arrière que les orteils.
- Assurez-vous que vous pouvez sentir vos pieds plantés fermement sur le sol. Utilisez vos hanches extérieures pour le contrôle de sorte que le genou plié continue à avancer et ne roule pas vers l'intérieur ou hors de la chaise.
- Utilisez la jambe arrière et le pied extérieur pour appuyer fermement jusqu'à ce que vous sentiez le poids à l'intérieur de la cuisse gauche.
- Assurez-vous que vos hanches sont maintenues même dans la chaise avec votre torse directement au-dessus d'elles tout au long de la pose.
- Étendez vos deux mains vers les côtés avec les paumes vers le bas.
- Regardez par-dessus votre main droite et gardez votre regard au-dessus.
- Tenez-vous là pendant 5 à 10 inspirations et expirations profondes.
- Ramenez votre corps au centre de la chaise lentement et doucement.
- Faites de même pour le côté opposé. Répétez en alternant les côtés.

Étirement quadruple

....

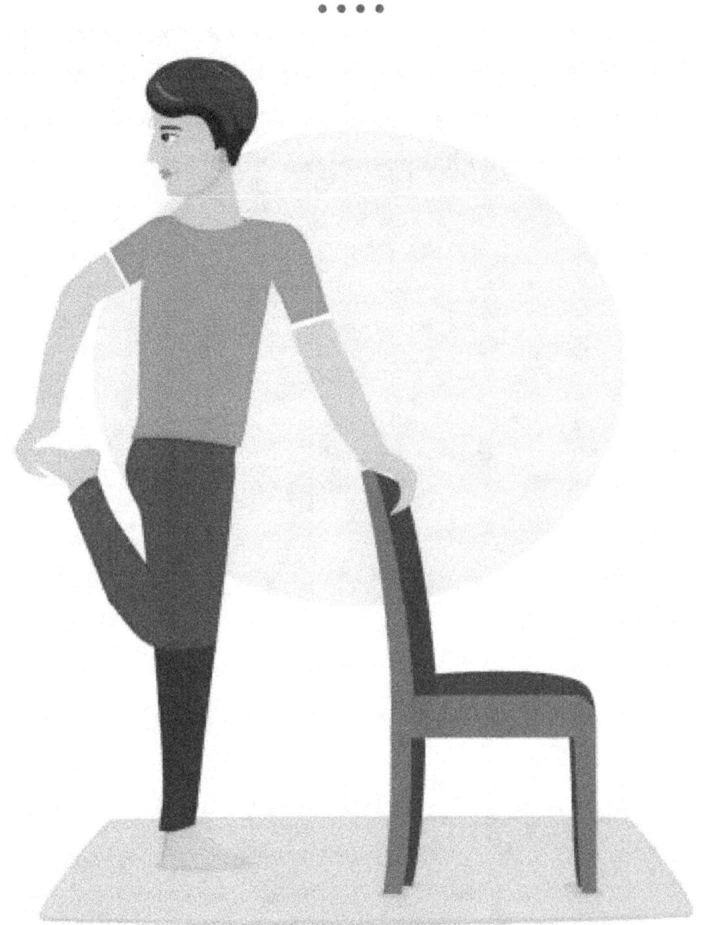

Cette pose étire les quadriceps et les fléchisseurs de la hanche.

Instructions étape par étape

- Commencéz par vous tenir derrière une chaise et tenez son dos avec votre main droite pour vous soutenir et vous équilibrer.

- Saisissez l'avant de votre pied gauche avec votre main gauche et tirez doucement le talon vers vos fesses. Assurez-vous de soulever votre poitrine, poussez vos hanches vers l'avant pour obtenir un bon étirement des fléchisseurs de la hanche et engagez vos quadriceps.
- Maintenez la pose pendant environ dix à vingt secondes, puis répétez en changeant les jambes

Pieds Point et Flex

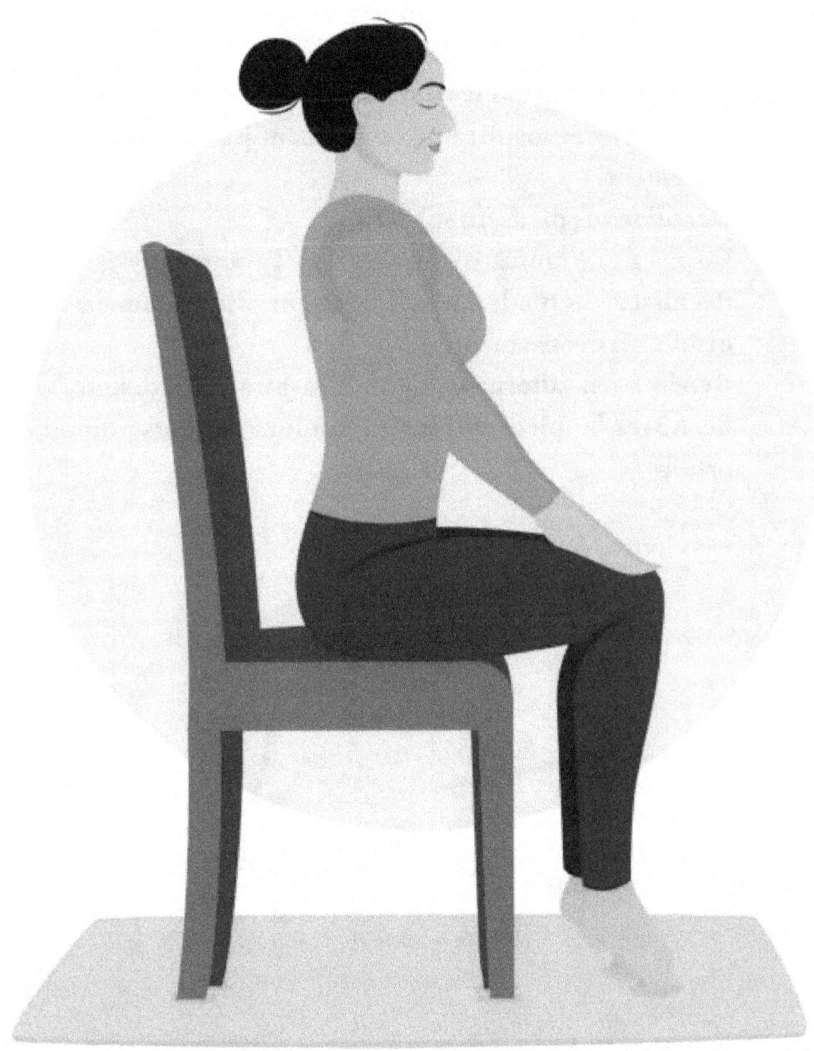

Cette pose engage vos chevilles, vos mollets, vos orteils et vos tibias. Pointer et fléchir vos pieds aide à étirer et à renforcer vos pieds et vos chevilles. Il est également utile si vous souhaitez éliminer les plis causés par des chaussures inconfortables.

Instructions étape par étape

- Asseyez-vous droit et confortable vers le bord de la chaise avec votre colonne vertébrale droite et détendue.
- Posez vos mains sur le haut de vos cuisses juste au-dessus de vos genoux et inspirez profondément par le nez et expirez lentement.
- Décollez vos pieds du sol.
- Inspirez et pointez vos orteils vers l'avant, puis expirez et fléchissez vos pieds à partir de la cheville en ramenant vos orteils vers votre menton.
- Répétez en alternant entre l'inspiration lorsque vous fléchissez les pieds et l'expiration lorsque vous pointez les orteils

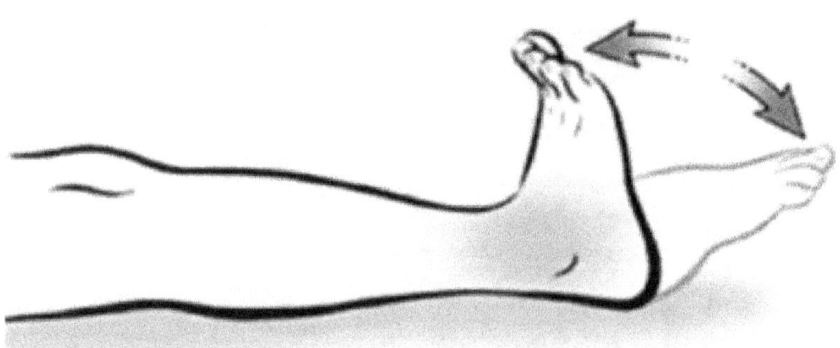

Étirement du mollet

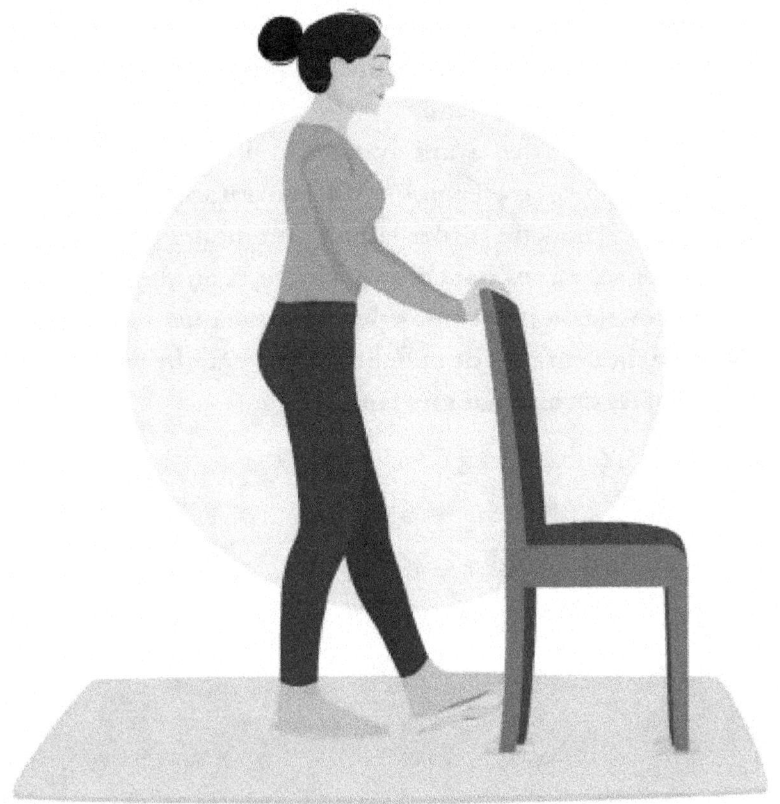

Comme son nom l'indique, l'étirement des mollets fait travailler vos mollets. Il aide à étirer et à renforcer les muscles du mollet et améliore la flexibilité et la mobilité de vos articulations de la cheville, ce qui améliore votre équilibre et votre stabilité.

Instructions étape par étape

- Placez un traversin ou une couverture roulée ou une serviette sur le sol derrière une chaise.
- Tenez-vous debout derrière la chaise face à son dos à

environ un pied de distance. Vos pieds doivent être parallèles les uns aux autres à la largeur des hanches et le traversin devant vous.

- Inspirez et expirez profondément, puis tenez le dossier de la chaise avec les deux mains. Assurez-vous que vous vous sentez stable et détendu.
- Faites un pas en avant avec votre pied droit et placez sa balle sur le traversin ou la couverture/serviette pliée. Assurez-vous de garder le talon du mollet que vous étirez sur le sol et vos hanches en arrière et au-dessus du talon. Maintenez cette position pendant quelques respirations.
- Relâchez et faites de même avec votre jambe gauche.
- Répétez en alternant les jambes.

Retour au calme

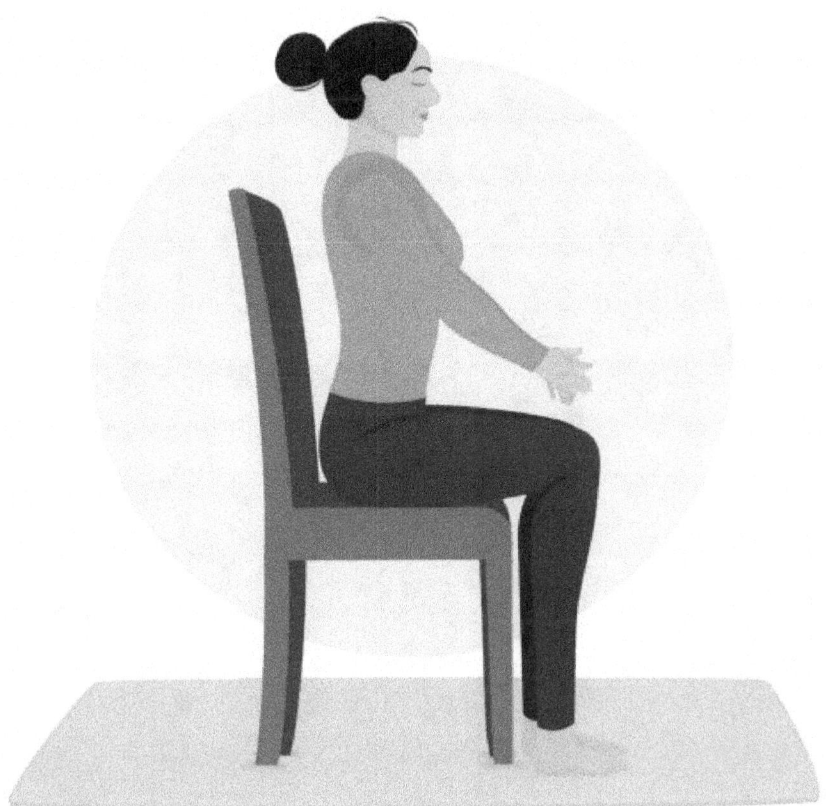

Paume

- Asseyez-vous droit et confortable dans votre fauteuil
- Rapprochez vos paumes et frottez-les l'une contre l'autre jusqu'à ce que vous sentiez de la chaleur en elles
- Coupez-les légèrement et placez-les doucement sur votre visage en couvrant vos yeux. Vous pouvez fermer les yeux ou les garder ouverts.
- Sentez la chaleur des paumes sur vos yeux. Assurez-vous de ne pas exercer de pression sur vos globes oculaires.

- **Tenez la pose pendant environ trois à cinq minutes.**

Souffle de refroidissement (Sithali)

· · · ·

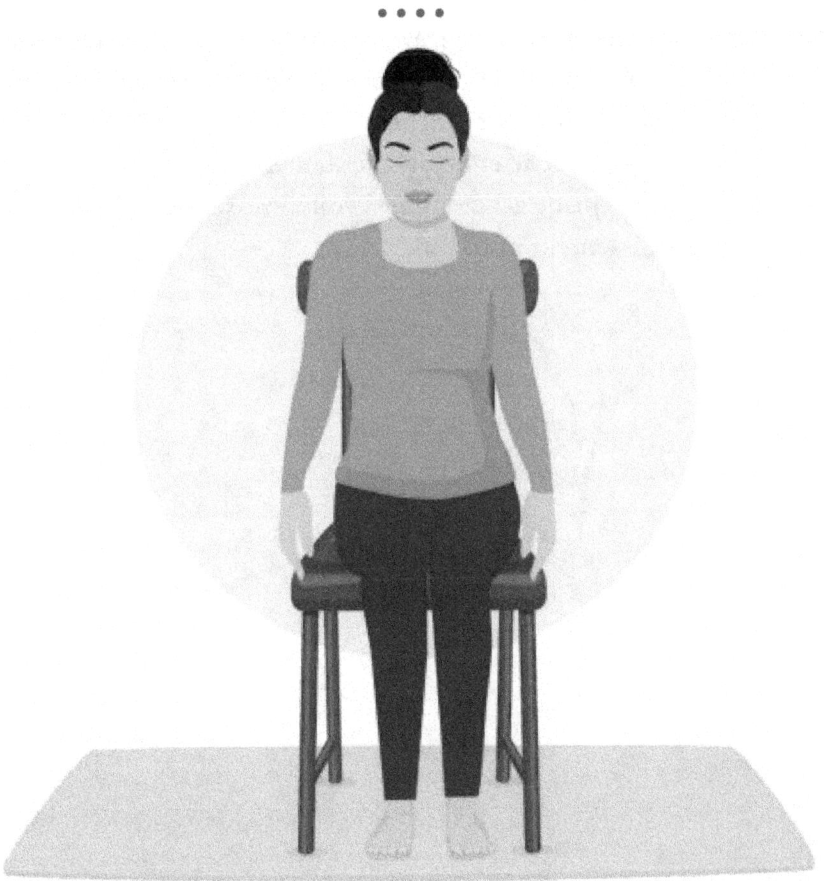

- Asseyez-vous droit sur la chaise avec vos hanches vers le bord de la chaise, le dos droit, vos pieds fermement plantés sur le sol à la largeur des hanches.
- Placez vos paumes face vers le bas sur vos cuisses.
- Inspirez et expirez profondément deux ou trois fois par le nez pour vous préparer à ce pranayama.

- Pliez les côtés de votre langue vers l'intérieur vers le centre pour l'enrouler en forme de tube. Si vous ne pouvez pas rouler votre langue, pincez vos lèvres pour former un petit « o » avec votre bouche.
- Inspirez lentement à travers le tube si vous roulez votre langue ou canalisez l'air à travers l'ouverture en forme de "o" si vos lèvres sont pincées.
- Fermez la bouche et expirez lentement par le nez.
- Répétez jusqu'à ce que vous ressentiez l'effet de refroidissement maximal.

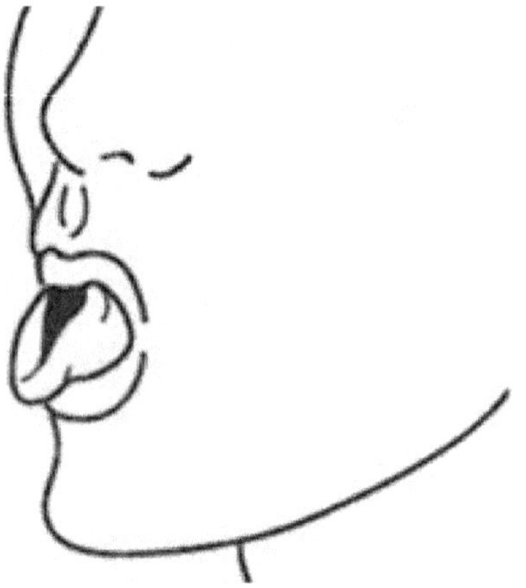

Relaxation finale et méditation

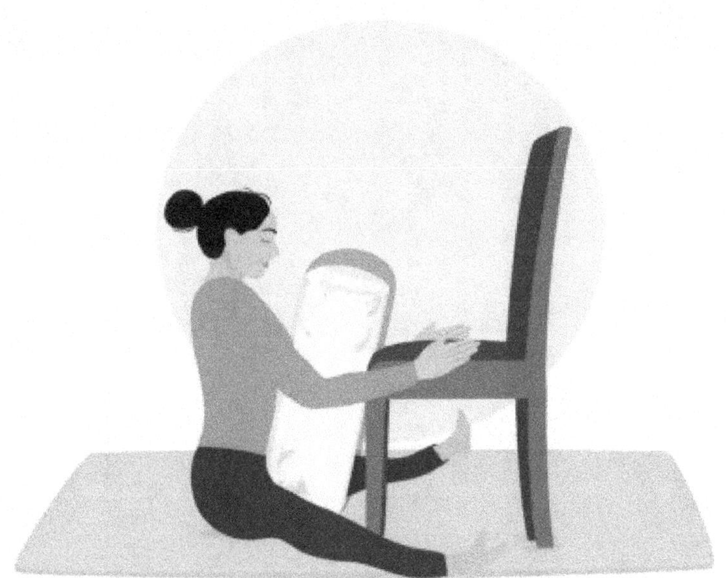

· · · ·

- Placer un traversin sur le siège de la chaise
- Asseyez-vous sur le sol face à la chaise avec les jambes tendues et redressez-vous sous la chaise.
- Assurez-vous que vous pouvez facilement atteindre le siège de la chaise et reposer confortablement votre tête sur le traversin. Si vous ne pouvez pas, asseyez-vous sur un bloc ou quelque chose pour vous élever.
- Placez votre front sur le traversin et tenez le dossier de la chaise par les côtés avec les deux mains et laissez tout votre corps se détendre.

- Fermez les yeux et prenez conscience de votre respiration détendue. Faites attention aux inspirations et expirations détendues.
- Après environ trois ou cinq minutes, ouvrez lentement les yeux et soulevez doucement la tête.

Bien joué ! Vous êtes maintenant prêt à passer à notre

exclusif programme avancé

Chapitre cinq :
Notre programme avancé exclusif

Notre programme avancé exclusif consiste en des entraînements de yoga sur chaise un peu avancés et plus difficiles que ceux de notre programme intermédiaire. Cependant, ils sont toujours doux pour vous, alors n'ayez pas peur du mot "avancé".

Exercice de respiration

....

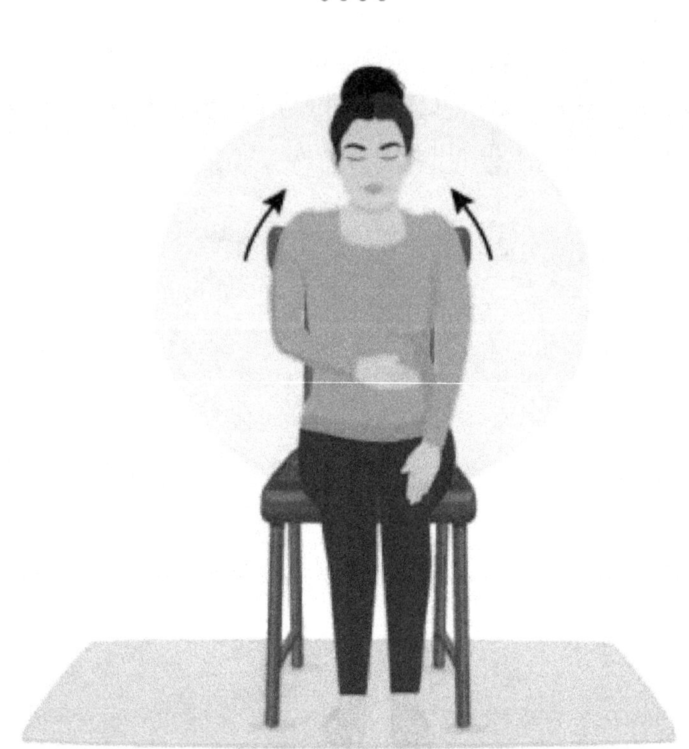

- Asseyez-vous droit sur la chaise avec vos hanches vers le bord de la chaise, le dos droit, vos pieds fermement plantés sur le sol à la largeur des hanches.
- Placez une main sur votre ventre et gardez l'autre appuyée sur votre cuisse.
- Inspirez brièvement et avec force, puis expirez brièvement et brusquement.
- Faites-le encore et encore pendant environ une minute.

- **Au dernier pompage, faites une pause avant de recommencer le pompage.**

Cercles de tête assis

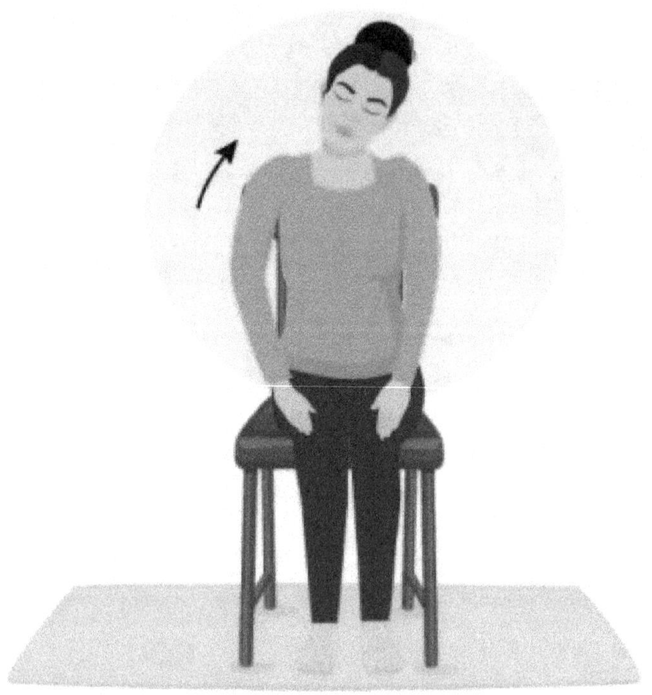

Être flexible dans le haut de votre cou et de votre tête vous ouvre la voie à une pensée plus créative. Les cercles de tête aident à cela. Essayez-les lorsque vous sentez que vous ne bougez pas dans votre travail et que vous avez besoin d'une petite pause ou que vous voulez stimuler vos pensées.

Instructions étape par étape

- **Asseyez-vous droit et confortable au bord de la chaise avec votre colonne vertébrale droite et détendue, les pieds à plat sur le sol à environ la largeur des hanches.**

- Posez vos mains sur le haut de vos cuisses juste au-dessus de vos genoux et inspirez profondément par le nez et expirez lentement.
- Essayez d'imaginer que vous avez une flèche sur le nez et que vous voulez l'entourer dans le sens des aiguilles d'une montre.
- Commencez à faire de petits cercles et augmentez leur taille à mesure que votre cou se réchauffe.
- Bougez votre tête dans le sens des aiguilles d'une montre environ 5 à 10 fois.
- Encerclez-le dans le sens inverse des aiguilles d'une montre environ 5 à 10 fois.

Cernes

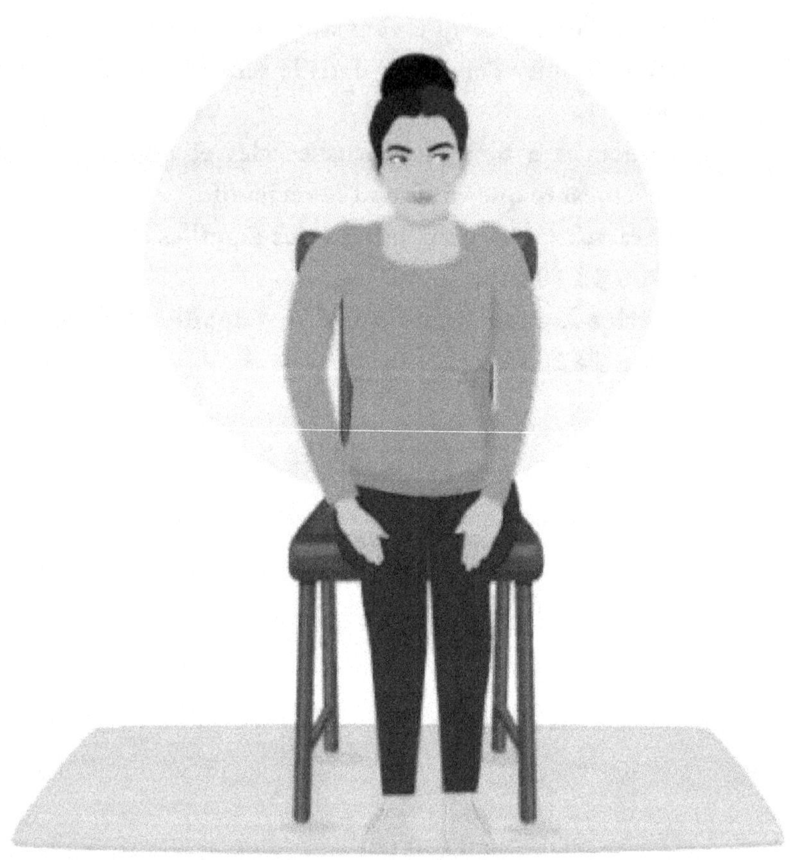

Ce mouvement est un excellent moyen de taquiner votre esprit. Cela peut sembler étrange au début, mais avec le temps, cela devient plus facile. Faites ce mouvement lorsque vous sentez que vos yeux deviennent paresseux, que vous voulez les défier ou si vous voulez taquiner votre esprit et vous concentrer. N'exagérez pas le mouvement si vous vous sentez étourdi.

Instructions étape par étape

- Asseyez-vous droit et confortable au bord de la chaise avec votre colonne vertébrale droite et détendue, les pieds à plat sur le sol à environ la largeur des hanches.
- Posez vos mains sur le haut de vos cuisses juste au-dessus de vos genoux et inspirez profondément par le nez et expirez lentement.
- Déplacez vos deux yeux environ 5 fois dans le sens des aiguilles d'une montre, inspirez et expirez profondément, puis déplacez-les à nouveau 5 fois dans le sens inverse des aiguilles d'une montre.
- Répéter.

Côte à côte avec la mâchoire inférieure (mouvement de la bouche)

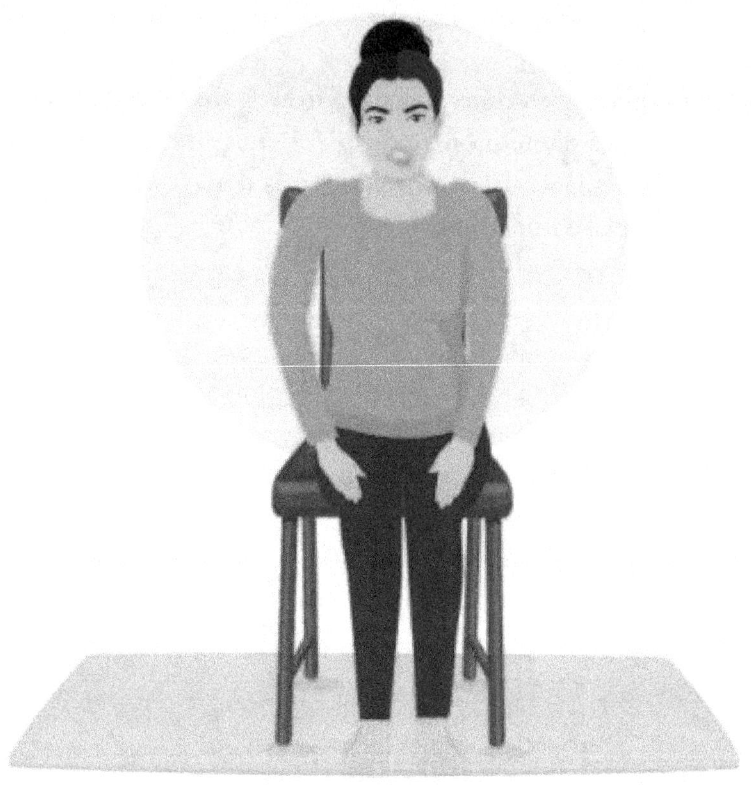

Vous pouvez facilement déplacer votre mâchoire et trouver sa mobilité et son amplitude de mouvement. La plupart d'entre nous ne stressons pas souvent nos muscles faciaux. Ce mouvement aide à relâcher la tension des mâchoires et à soulager l'anxiété.

Instructions étape par étape

- **Asseyez-vous droit et confortable au bord de la chaise avec votre colonne vertébrale droite et détendue, les pieds à plat** sur le sol à environ la largeur des hanches.

- Posez vos mains sur le haut de vos cuisses juste au-dessus de vos genoux et inspirez profondément par le nez et expirez lentement.
- Détendez votre mâchoire inférieure et relâchez-la de votre mâchoire supérieure, puis déplacez-la d'un côté à l'autre.
- Répéter.

Balancements d'épaule

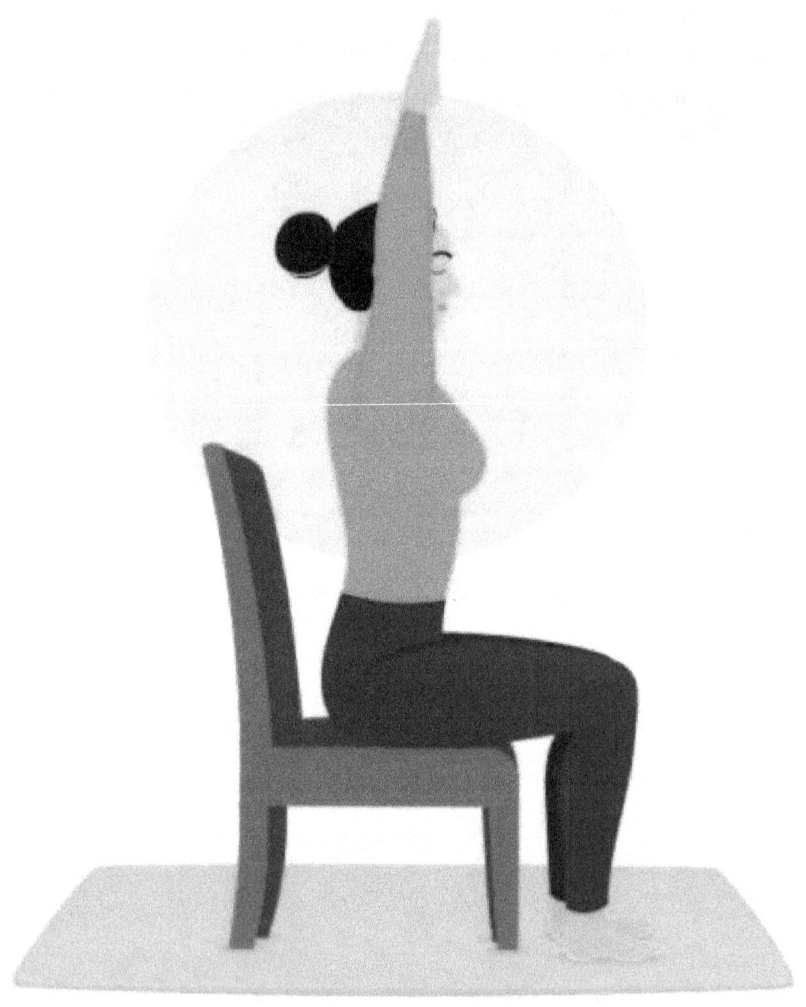

Ce mouvement aide à renforcer les muscles de vos épaules et à améliorer la mobilité de vos articulations de l'épaule.

Instructions étape par étape

- Asseyez-vous bien droit sur la chaise afin que votre dos ne repose pas sur la chaise
- Gardez vos pieds à plat et fermement plantés sur le sol à une distance des hanches avec vos paumes sur vos cuisses et vos épaules détendues.
- Déposez vos mains sur les côtés avec vos paumes tournées vers l'arrière
- Levez les bras à hauteur d'épaule ou plus haut
- Tenez-vous là pendant quelques secondes puis,
- Ramenez-les à côté de vos hanches
- Répéter.

Le côté du maître-autel se penche

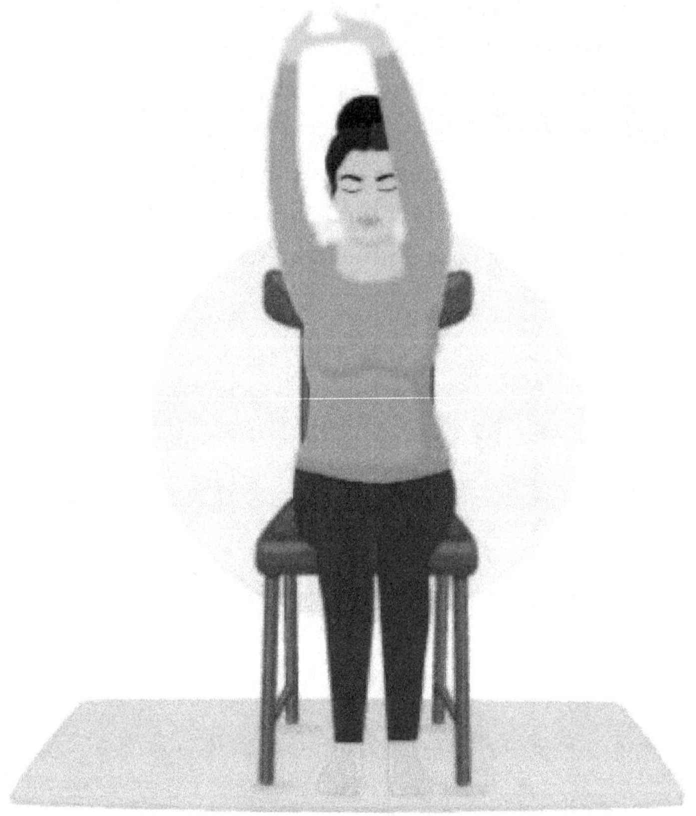

Cet exercice donne à vos muscles des bras et de la taille un étirement plus profond. Il aide également à ouvrir vos poumons et à relâcher la tension dans vos épaules et vos poignets.

Instructions étape par étape

- Asseyez-vous droit et confortable vers le bord de la chaise avec votre colonne vertébrale droite et détendue, les pieds à plat sur le sol à environ la largeur des hanches et le dos droit.

- Posez vos mains sur le haut de vos cuisses juste au-dessus de vos genoux et inspirez profondément par le nez et expirez lentement.
- Étendez vos bras droits devant vous, entrelacez les doigts et gardez les paumes inversées de manière à ce qu'elles ne soient pas tournées vers votre torse. Tenez ici pendant quelques secondes et sentez juste l'étirement.
- En gardant vos côtes détendues, levez vos bras au-dessus de votre tête. Assurez-vous que le haut de vos épaules reste baissé et s'étire du coude au poignet.
- Penchez-vous doucement et lentement vers la gauche aussi loin que vous le pouvez avec votre hanche droite toujours ancrée au siège de la chaise. Tenez ici pendant 3 à 5 respirations et revenez au centre.
- Ensuite, penchez-vous vers la droite et maintenez pendant 3 à 5 respirations.
- Répétez de chaque côté.

Extensions de doigts à l'envers

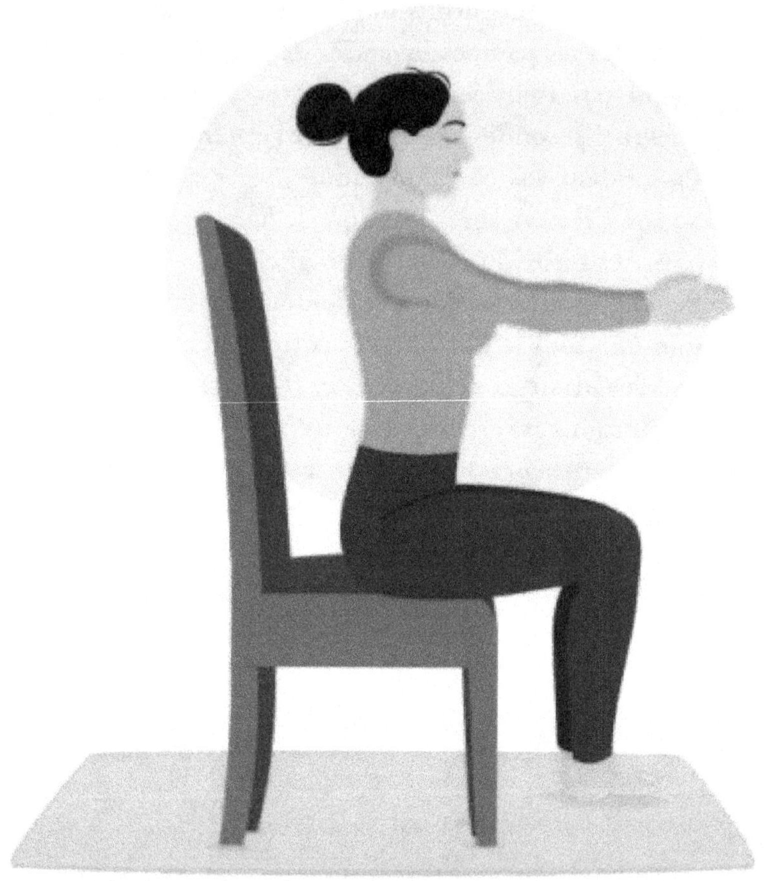

Ce mouvement des doigts fait travailler vos mains, vos épaules, vos bras et vos doigts. Il renforce les muscles dans ces zones. Il augmente également la circulation dans les mains et les bras et aide à améliorer la flexibilité et la mobilité de vos articulations des épaules et des doigts.

Instructions étape par étape

- **Asseyez-vous droit et confortable vers le bord de la chaise**

avec votre colonne vertébrale droite et détendue, les pieds à plat sur le sol à environ la largeur des hanches et le dos droit.

- Posez vos mains sur le haut de vos cuisses juste au-dessus de vos genoux et inspirez profondément par le nez et expirez lentement.
- Tendez les deux bras devant vous
- Tournez votre paume droite vers le plafond et la paume gauche vers le sol
- Écartez vos doigts, maintenez pendant quelques secondes
- Ensuite, fermez votre poing en boule et maintenez également pendant quelques secondes
- Répétez en alternant entre écarter les doigts et les fermer en une boule de poing.

Ascenseurs de siège

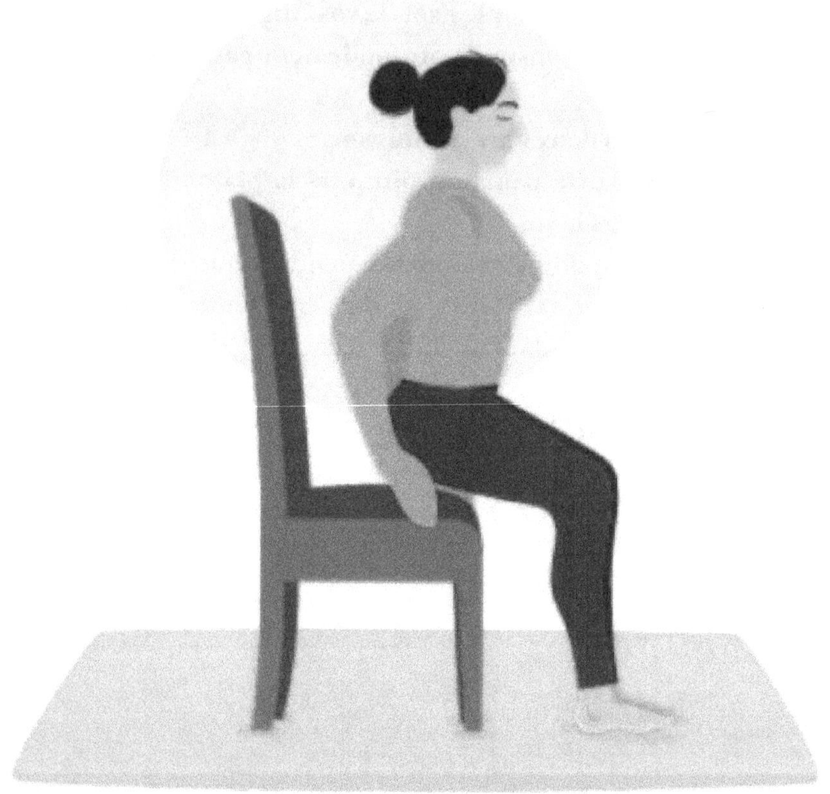

Cet exercice travaille vos abdominaux transversaux, les muscles du plancher pelvien et vos muscles abdominaux. Il aide à étirer et à renforcer ces muscles. Essayez ceci si vous avez besoin d'accéder à vos abdominaux les plus profonds et de les travailler.

Instructions étape par étape

- **Asseyez-vous droit et confortable vers le bord de la chaise avec votre colonne vertébrale droite et détendue, les pieds à plat sur le sol à environ la largeur des hanches et le dos** droit.

- Posez vos mains sur le haut de vos cuisses juste au-dessus de vos genoux et inspirez profondément par le nez et expirez lentement.
- Apportez vos mains et tenez les bords de votre siège de chaise.
- Détendez-vous une seconde puis soulevez lentement vos fesses de la chaise. Essayez autant que possible de ne pas engager ou utiliser vos jambes.
- Imaginez que vous vous soulevez en utilisant vos bras et vos abdominaux et en appuyant sur vos épaules. Tenez-vous là pendant quelques respirations puis relâchez lentement la pose.
- Répéter.

Étirement latéral intense (Parsvottanasana)

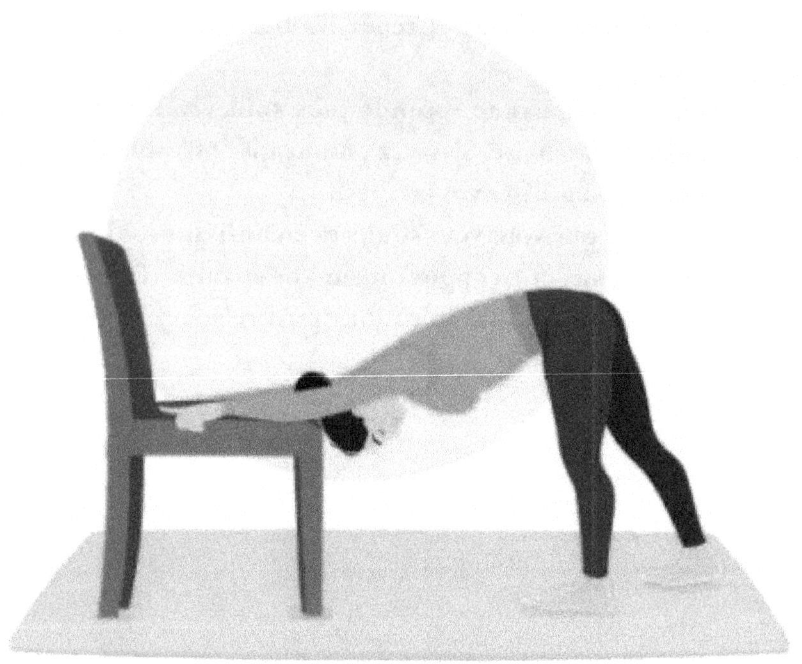

Cette pose sollicite les muscles de vos épaules, de votre dos, de vos bras, de vos hanches et de vos jambes. Il est utile pour étirer et renforcer vos jambes et gagner en flexibilité dans les muscles de la hanche et en mobilité de votre articulation de la hanche. Bien que cet étirement puisse être intense au début, il est très fonctionnel et peut vous aider à vous déplacer plus librement au quotidien.

Instructions étape par étape

- **Tenez-vous droit devant la chaise qui lui fait face. Vos pieds doivent être parallèles les uns aux autres à la largeur des hanches.**

- Inspirez et expirez profondément, puis tenez le siège de la chaise avec les deux mains. Assurez-vous que vous vous sentez stable et détendu.
- Faites un pas en arrière avec votre pied droit et placez-le à environ une longueur de jambe derrière vous ou loin de votre pied gauche.
- Gardez votre dos agréable, détendu et allongé, et les deux jambes droites engageant les quadriceps et la zone au-dessus des rotules.
- En gardant le dos droit, inclinez lentement votre torse vers l'avant comme si vous posiez votre poitrine sur votre cuisse avant jusqu'à ce qu'elle soit parallèle au sol.
- Maintenez cette position pendant environ 5 à 10 inspirations et expirations profondes
- Répétez pour la jambe opposée.

Chaise Bateau Pose (Chaise Navasana)

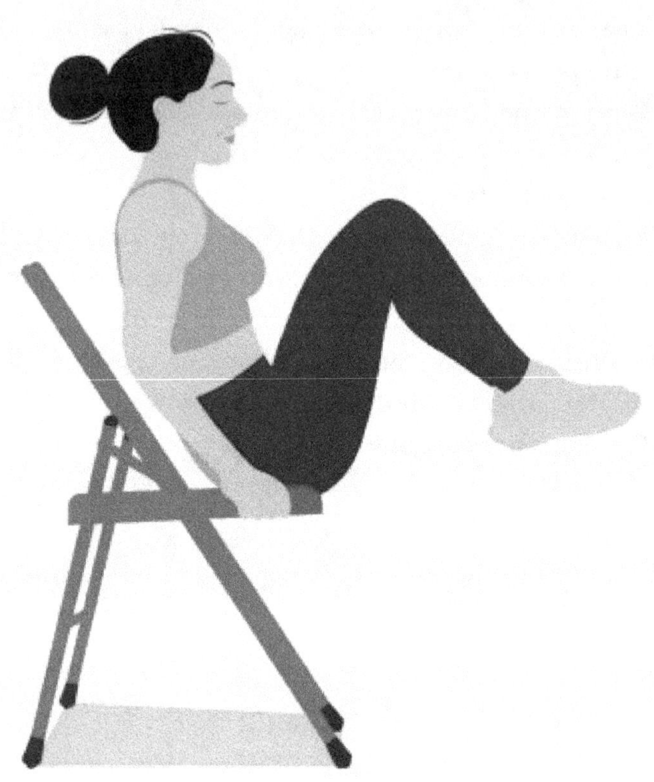

La chaise Navasana travaille les abdominaux, les ischio-jambiers, les hanches et les quadriceps. Essayez-le si vous voulez renforcer ces muscles.

Instructions étape par étape

- **Asseyez-vous droit et confortable vers le bord de la chaise avec votre colonne vertébrale droite et détendue, les pieds à plat sur le sol à environ la largeur des hanches.**

- Posez vos mains sur le haut de vos cuisses juste au-dessus de vos genoux et inspirez profondément par le nez et expirez lentement.
- Penchez-vous en arrière en engageant vos abdominaux et soulevez vos jambes du sol avec vos pieds fléchis.
- Maintenez cette position pendant environ 3 à 5 respirations profondes
- Relâchez doucement les jambes vers le sol une à la fois.
- Répéter.

Chaise Déesse Twist (Chaise Parivrtta Utkata Konasana)

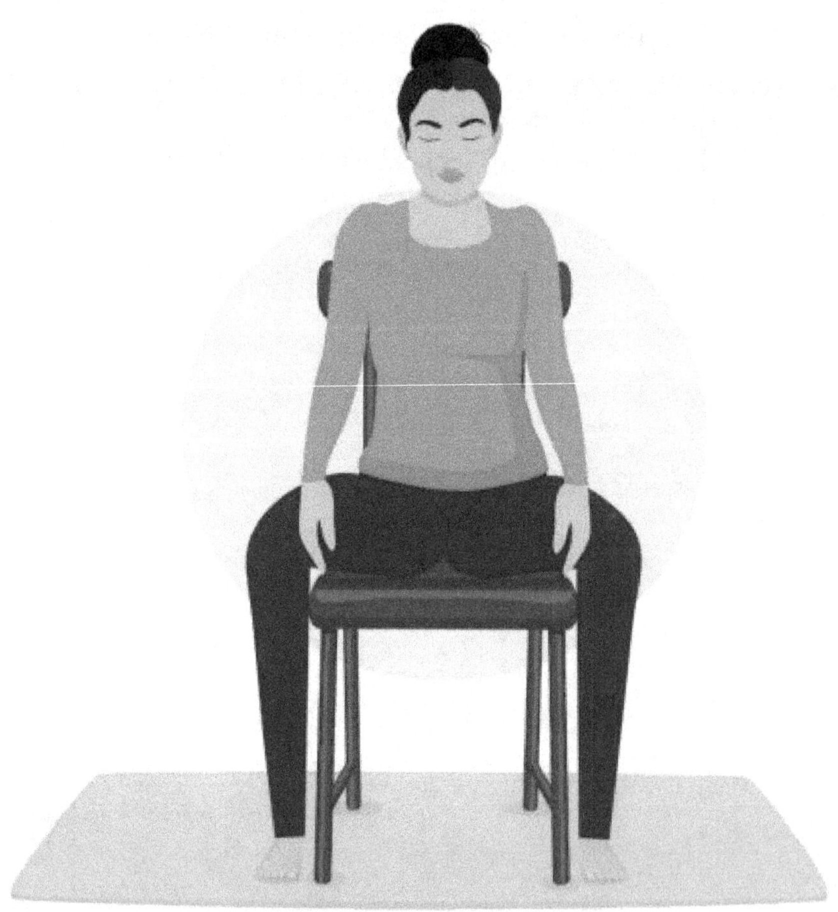

Cette pose engage et fait travailler les côtés de votre torse, l'intérieur de vos cuisses, vos bras et vos hanches. Il est bon pour étirer et renforcer les muscles obliques et les bras. Cela aide également à améliorer votre humeur et votre confiance.

Instructions étape par étape

- Asseyez-vous droit et confortable vers le bord de la chaise avec votre colonne vertébrale droite et détendue, les pieds fermement plantés sur le sol à environ la largeur des hanches.
- Posez vos mains sur le haut de vos cuisses juste au-dessus de vos genoux et inspirez profondément par le nez et expirez lentement.
- Élargissez vos jambes de manière à ce que chaque jambe arrive de chaque côté de la chaise.
- Tournez lentement et doucement le haut de votre corps vers la gauche, en levant votre bras droit au-dessus de votre tête et en abaissant votre bras gauche vers votre cheville gauche, les paumes tournées vers l'avant.
- Regardez vers votre main droite et regardez la paume
- Tenez-vous là pendant 5 à 10 respirations profondes
- Ramenez doucement vos jambes vers l'arrière et votre bras droit vers le bas pour libérer la pose
- Répéter.

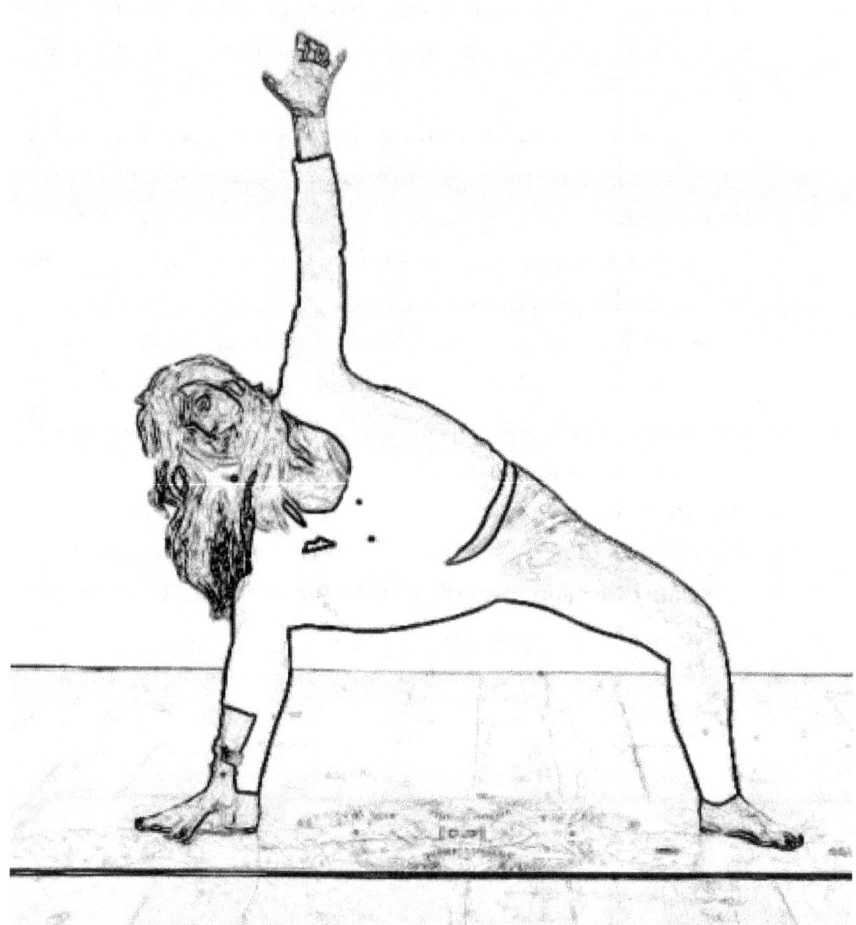

Guerrier III (Virabhadrasana III)

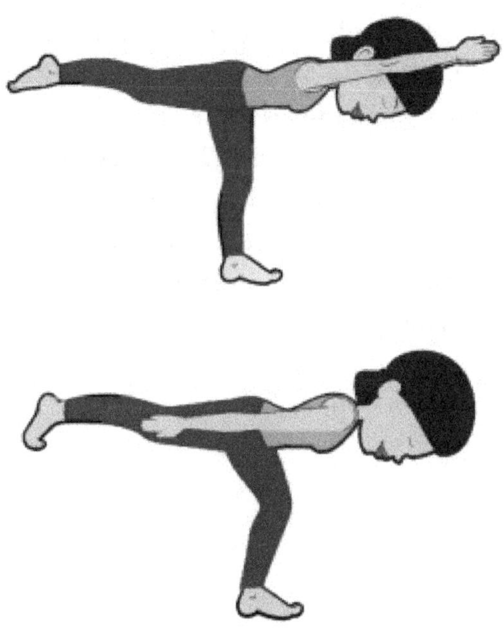

Chair warrior III est plus difficile mais très amusant à réaliser. Cela nécessite que vous ayez beaucoup de contrôle abdominal et de force dans les fesses. Vous pouvez effectuer cet exercice lorsque vous avez besoin de concentration et d'énergie ou que vous souhaitez défier votre équilibre et l'améliorer. Cette pose aide à travailler vos fesses, votre cœur et votre dos.

Instructions étape par étape

- **Commencez par vous asseoir droit vers le bord de la chaise** avec vos fesses au milieu du siège, de sorte que vous puissiez facilement pivoter vers la gauche et vous asseoir sur votre côté droit.

- Inspirez profondément par le nez et expirez lentement.
- Poussez doucement vers le côté gauche de la chaise avec votre ischio-jambier droit à plat sur le siège de la chaise, le genou droit plié et redressez votre jambe gauche et étendez-là-derrière vous et assurez-vous que vos orteils sont fermement appuyés sur le sol.
- Penchez-vous en avant jusqu'à ce que vous puissiez soulever votre jambe arrière du sol.
- Étirez vos bras vers les côtés avec les paumes vers le bas. Vous pouvez également étirer vos bras vers l'arrière.
- Maintenez-le pendant environ 5 à 10 inspirations et expirations profondes.
- Répétez du côté opposé.

Torsion jambes croisées

. . . .

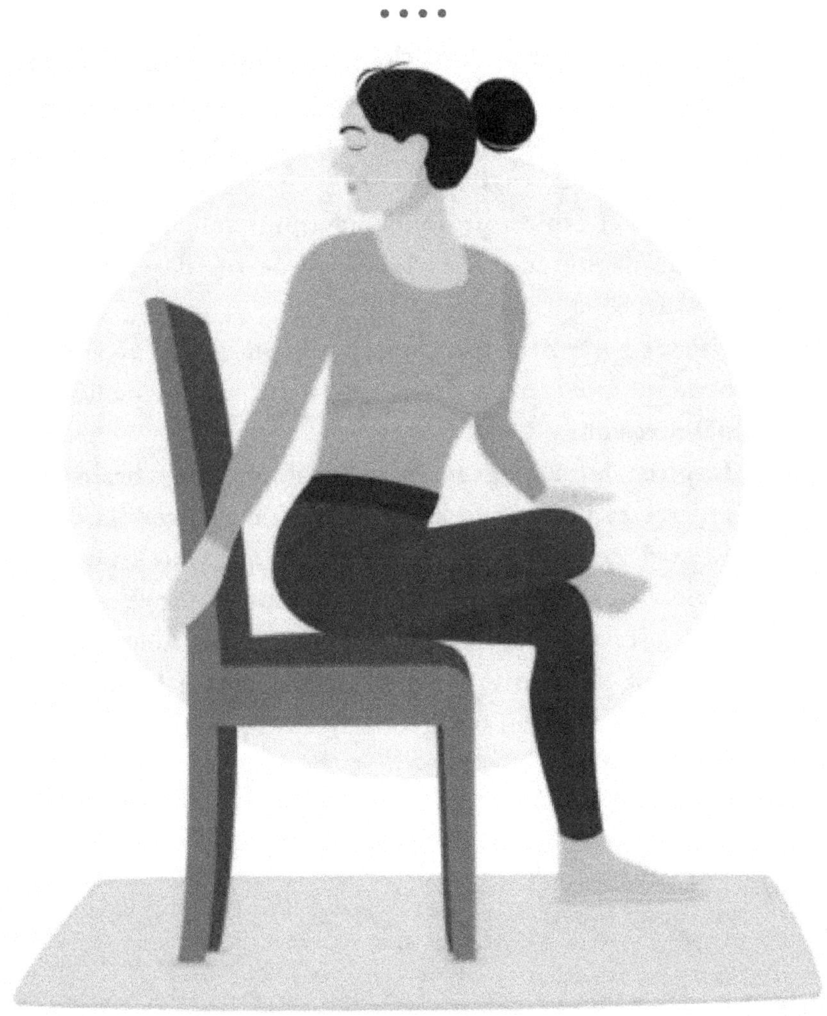

Cette pose engage le dos, les jambes et les hanches. Il est utile pour gagner en souplesse musculaire et en mobilité articulaire au niveau de la colonne vertébrale et des hanches. Il aide également à soulager les tensions et les raideurs. Grâce à son mouvement de torsion.

Instructions étape par étape

- Asseyez-vous droit sur la chaise en laissant un peu d'espace derrière vous. Plantez vos pieds à plat et fermement sur le sol à une distance des hanches avec vos paumes vers le bas sur le dessus de vos cuisses.
- Inspirez et expirez profondément puis amenez toute votre jambe droite et croisez-la sur le dessus de votre cuisse gauche.
- Laissez votre main gauche reposer sur votre cuisse droite pendant que la main droite repose sur le siège de la chaise derrière vous
- Inspirez en allongeant votre colonne vertébrale, puis expirez et tournez le haut de votre corps vers la droite. Regardez en arrière et allez aussi loin que vous le pouvez.
- Tenez-vous là pendant 3 à 5 respirations profondes.
- Détendez-vous de la torsion lentement et doucement, en revenant au centre et en décroisant votre jambe, en la posant de nouveau sur le sol.
- Répétez pour le côté opposé.

Étirement avancé des ischio-jambiers

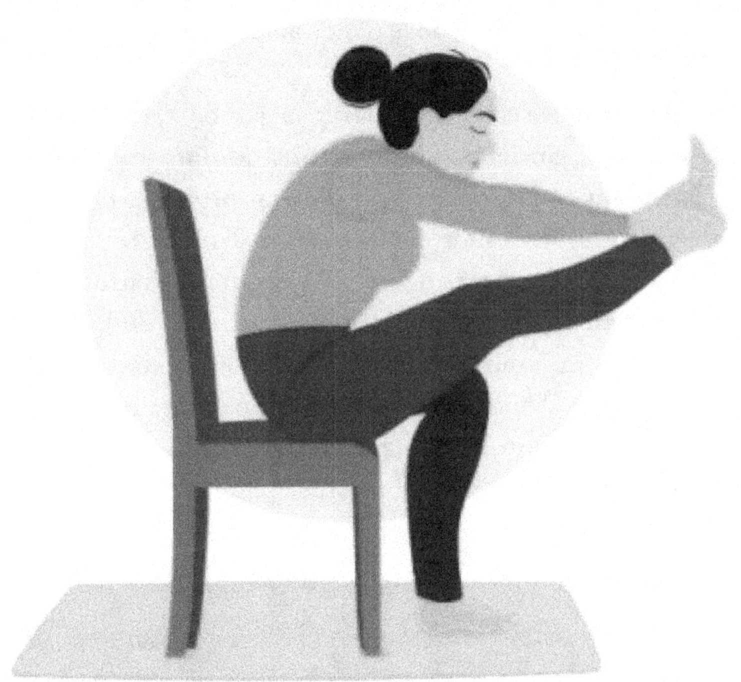

Cet étirement est assez intense mais bon pour vous. Non seulement il ouvre tout votre dos, mais il engage également votre cœur et le bas de votre dos. L'étirement avancé des ischio-jambiers fait travailler vos ischio-jambiers, vos abdominaux, vos bras et vos jambes. C'est le meilleur exercice pour étirer les ischio-jambiers, l'intérieur des cuisses et les jambes.

Instructions étape par étape

- **Asseyez-vous droit et confortable vers le bord de la chaise avec votre colonne vertébrale droite et détendue, les pieds à plat sur le sol à environ la largeur des hanches.**

- Posez vos mains sur le haut de vos cuisses juste au-dessus de vos genoux et inspirez profondément par le nez et expirez lentement.
- Tenez votre cheville droite et redressez votre jambe devant vous. Maintenez la pose pendant environ 3 à 5 respirations profondes.
- Maintenant, essayez de lever la jambe vers votre visage, tout en gardant le dos droit. Maintenez la position pendant encore 3 à 5 respirations profondes.
- Asseyez-vous à nouveau et essayez d'ouvrir la jambe sur le côté droit pendant encore 3 à 5 respirations profondes
- Pour un étirement des ischio-jambiers et de la bande IT, amenez la jambe à travers la section médiane, puis vers la gauche. Maintenez cette position pendant encore 3 à 5 respirations profondes, puis relâchez la jambe.
- Répétez pour la jambe opposée.

Fente haute

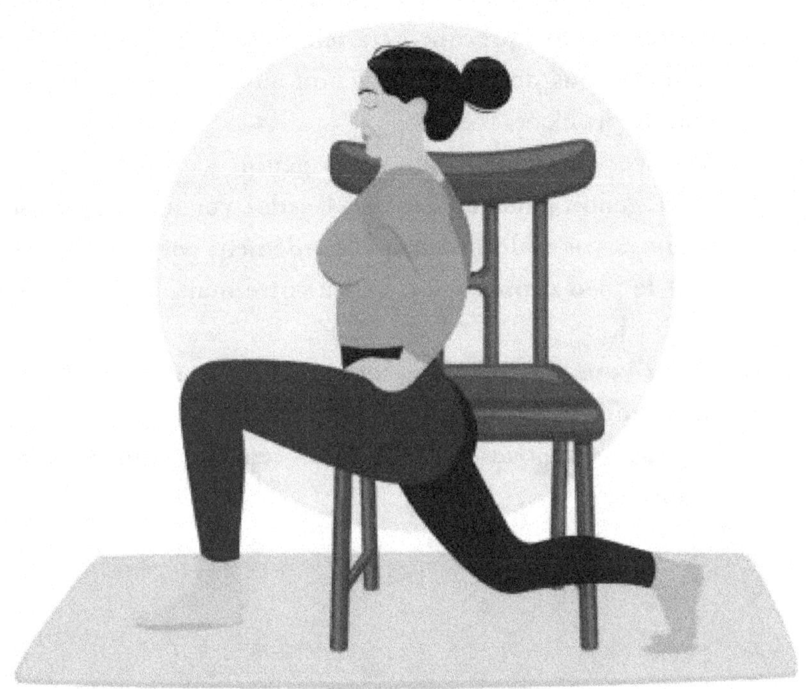

Cette pose fait travailler vos quadriceps, vos hanches, vos ischio-jambiers et vos fessiers. Il est bon pour l'étirement et le renforcement profonds de tout le corps. Il améliore la circulation sanguine et stimule le métabolisme.

Instructions étape par étape

- Tenez-vous debout de côté derrière une chaise. Vos pieds doivent être parallèles les uns aux autres à la largeur des hanches.
- Inspirez et expirez profondément, puis tenez le dossier de

la chaise avec votre main droite et faites un pas de la longueur d'une jambe vers l'arrière avec votre jambe gauche.

- Fendez profondément le genou droit jusqu'à ce que la cuisse devienne presque parallèle au siège de la chaise.
- Assurez-vous de garder le genou au-dessus de la cheville pour le protéger.
- Appuyez fermement sur votre genou gauche et étendez votre genou gauche derrière. Gardez vos muscles fessiers droits et vos abdominaux profondément engagés et ancrez tout le pied droit au sol. Levez votre main gauche vers le plafond.
- Tenez-vous là pendant environ 5 à 10 respirations profondes
- Revenez en position debout et répétez pour la jambe opposée.

Arbre

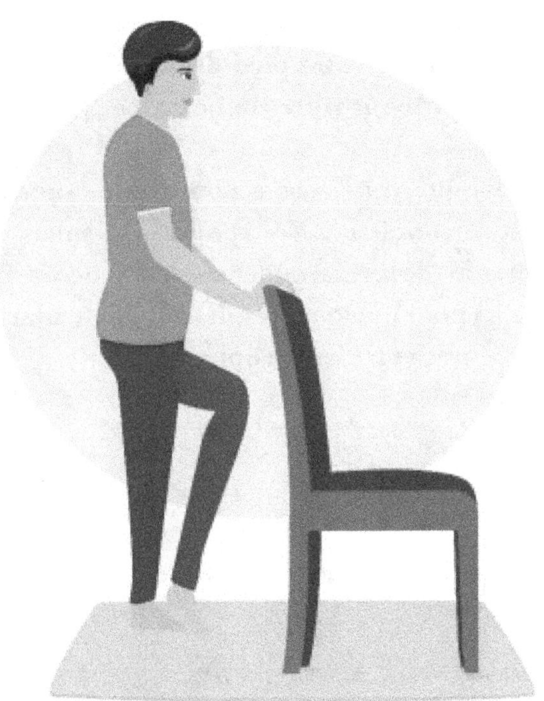

La posture de l'arbre fait travailler vos hanches et vos jambes. Il aide à étirer et à renforcer les muscles de la jambe debout et à améliorer la mobilité et la flexibilité de l'articulation de la hanche. Cet exercice aide également à améliorer la conscience corporelle et l'équilibre.

Instructions étape par étape

- Tenez-vous debout de côté derrière une chaise. Vos pieds doivent être parallèles les uns aux autres à la largeur des hanches.
- Inspirez et expirez profondément, puis tenez-vous au dossier de la chaise avec votre main gauche.

- Placez votre main droite sur votre hanche et pliez votre genou droit.
- Laissez votre talon droit reposer sur votre jambe gauche pendant que les orteils de votre pied droit touchent le sol.
- Essayez de lever votre pied droit de manière à ce que sa semelle repose sur votre jambe gauche juste en dessous du genou
- Une fois que vous vous sentez stable, joignez vos mains devant votre poitrine. Vous pouvez également essayer de les soulever ou de les assembler au-dessus de votre tête.
- Tenez ici pour quelques respirations détendues
- Répétez avec votre jambe opposée.

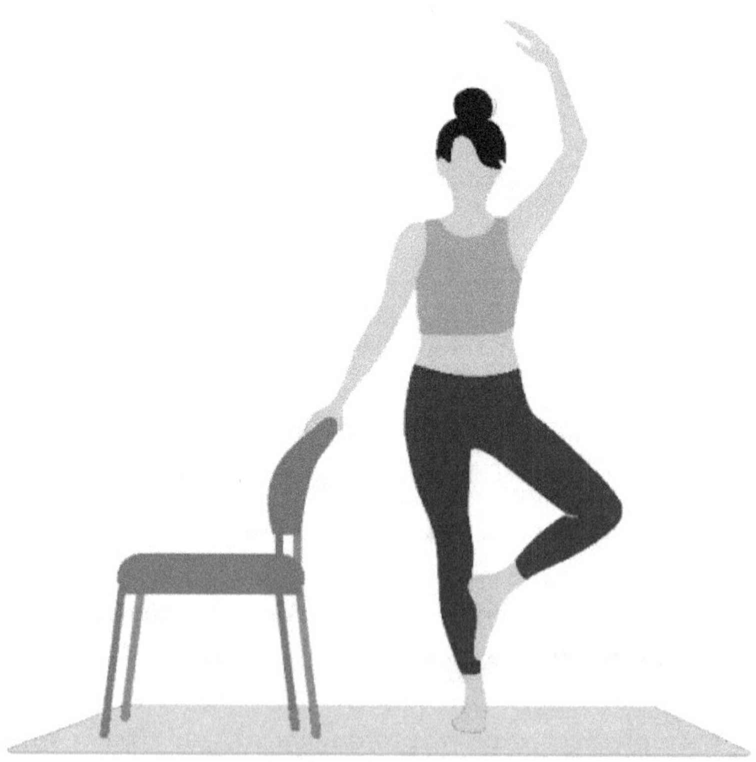

Équilibre du genou surélevé

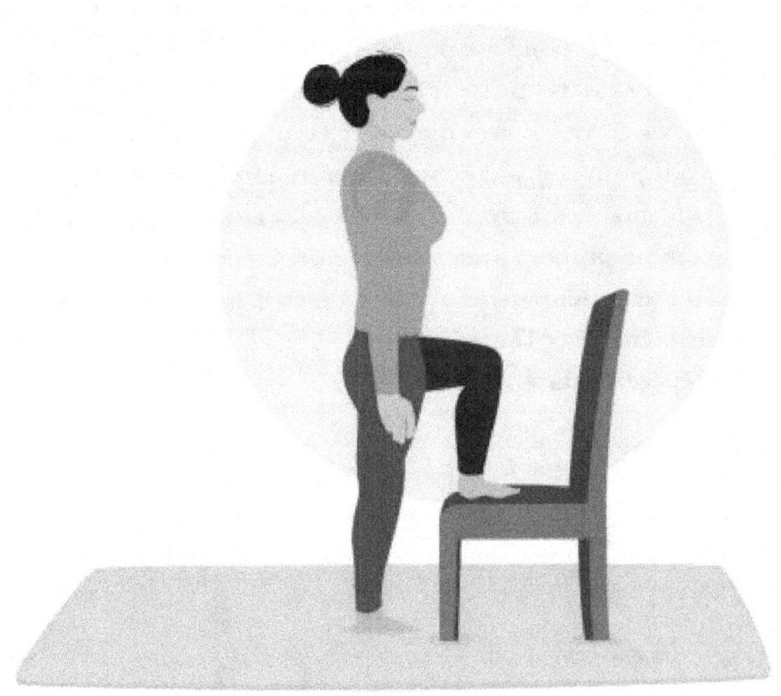

Cette posture fait travailler vos hanches, vos genoux et vos jambes. Il aide à améliorer la flexibilité et la mobilité des articulations de la hanche et du genou. Il renforce également les muscles de vos jambes, améliorant ainsi votre stabilité et votre équilibre.

Instructions étape par étape

- **Tenez-vous droit devant la chaise avec son côté face à vous. Vos pieds doivent être parallèles les uns aux autres à la largeur des hanches.**
- **Inspirez et expirez profondément, puis tenez le dossier de la chaise d'une main pour vous soutenir. Assurez-vous que**

vous vous sentez stable et détendu.

- Soulevez lentement et consciemment la jambe la plus proche de la chaise et placez son pied sur le siège de la chaise. Assurez-vous que tout votre pied repose sur le siège.
- Tenez ici pour quelques respirations détendues. Vous pouvez essayer de lever la main à quelques centimètres de la chaise si vous sentez que votre équilibre est bon.
- Vous pouvez également utiliser un bloc pour placer le pied si la chaise est trop haute et utiliser simplement la chaise comme support pour vous y tenir.
- Ramenez lentement et doucement la jambe au sol et faites de même avec l'autre jambe.
- Répétez en alternant les jambes.

Pointe des orteils

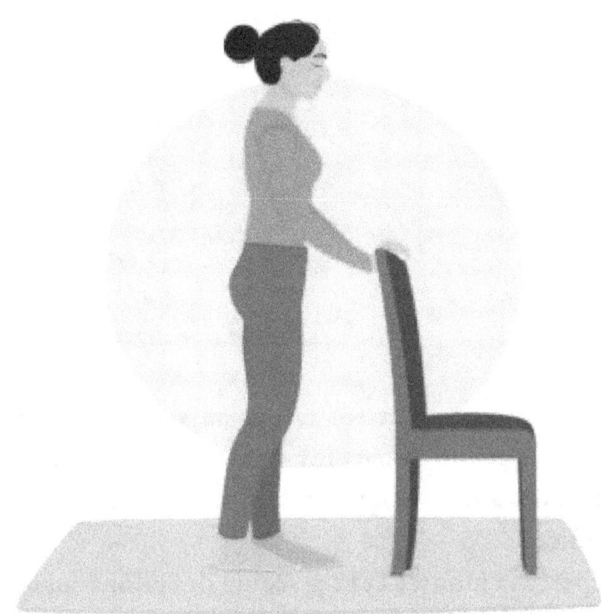

Cette pose fera travailler vos pieds, vos chevilles et vos mollets. Il aide à renforcer les muscles de vos mollets, à améliorer la flexibilité et la mobilité des articulations de la cheville et des pieds et à améliorer l'équilibre et la stabilité.

Instructions étape par étape

- Tenez-vous debout derrière une chaise face à son dos à environ un pied de distance. Vos pieds doivent être parallèles les uns aux autres à la largeur des hanches.
- Inspirez et expirez profondément, puis tenez le dossier de la chaise avec les deux mains. Assurez-vous que vous vous sentez stable et détendu.
- Montez sur le bout de vos orteils.

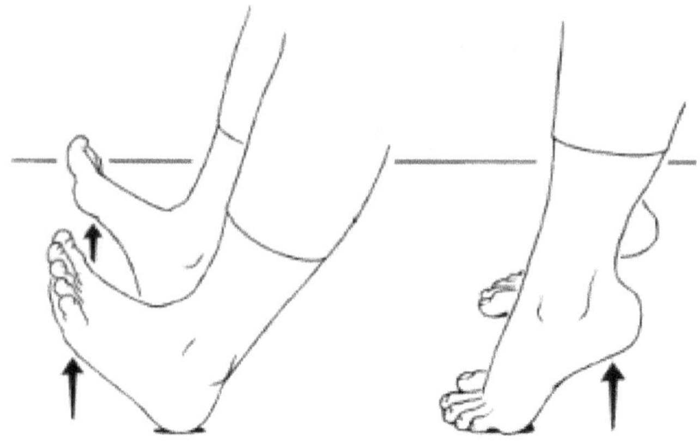

- Abaissez lentement vos talons au sol. Assurez-vous de ne ressentir aucun impact lorsque vos talons touchent le sol.
- Soulevez à nouveau vos talons et abaissez-les de la même manière.
- Répétez la montée et la descente des talons aussi lentement et aussi silencieusement que possible

Retour au calme

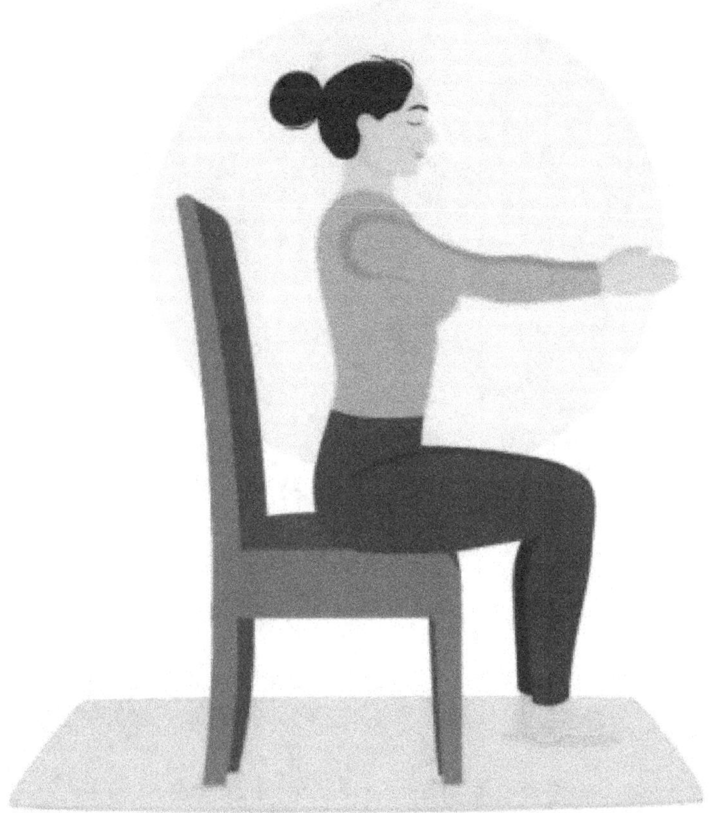

- Asseyez-vous droit et confortable dans votre fauteuil
- Rapprochez vos paumes et frottez-les l'une contre l'autre jusqu'à ce que vous sentiez de la chaleur en elles
- Coupez-les légèrement et placez-les doucement sur votre visage en couvrant vos yeux. Vous pouvez fermer les yeux ou les garder ouverts.
- Sentez la chaleur des paumes sur vos yeux. Assurez-vous de ne pas exercer de pression sur vos globes oculaires.
- Tenez la pose pendant environ trois à cinq minutes.

Souffle rafraîchissant (Sitkari)

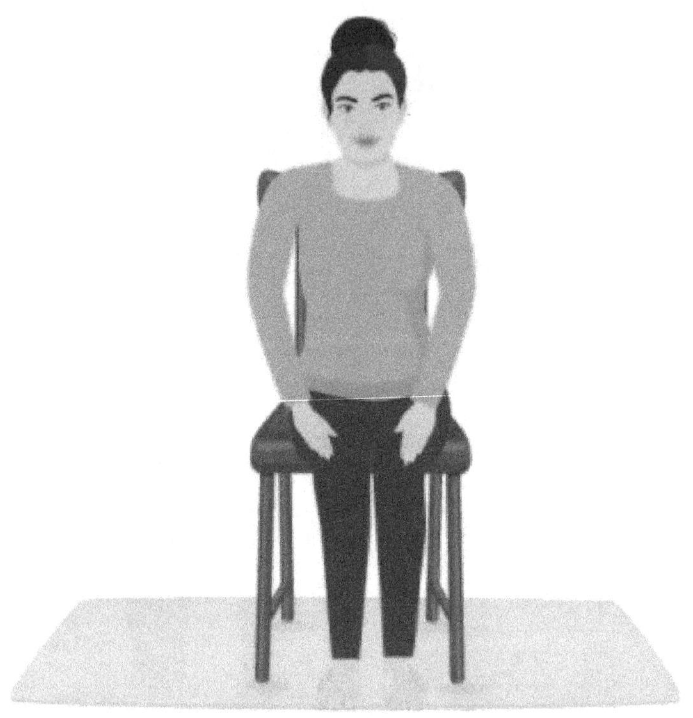

Asseyez-vous droit sur la chaise avec vos hanches vers le bord de la chaise, le dos droit, vos pieds fermement plantés sur le sol à la largeur des hanches.

- **Prenez quelques inspirations et expirations naturelles pour vous centrer.**
- **Avec vos lèvres ouvertes, fermez vos dents en rapprochant vos dents inférieures et supérieures et inspirez à travers elles en produisant un léger sifflement.**
- **Relâchez les dents et fermez la bouche en expirant par le nez**

- **Répétez jusqu'à ce que vous ressentiez un bel effet de refroidissement qui apaise votre corps et votre esprit.**

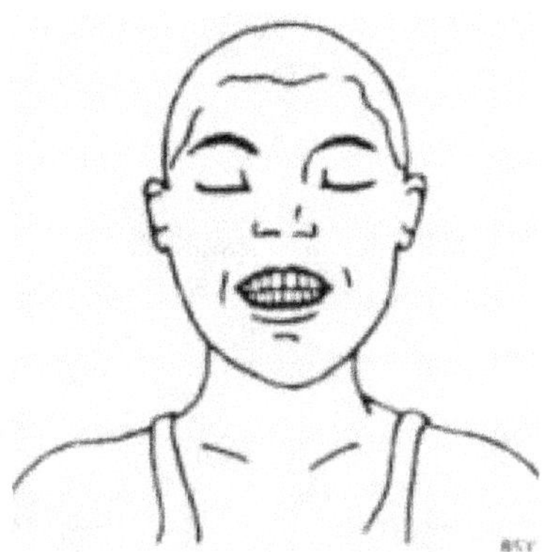

Relaxation et méditation

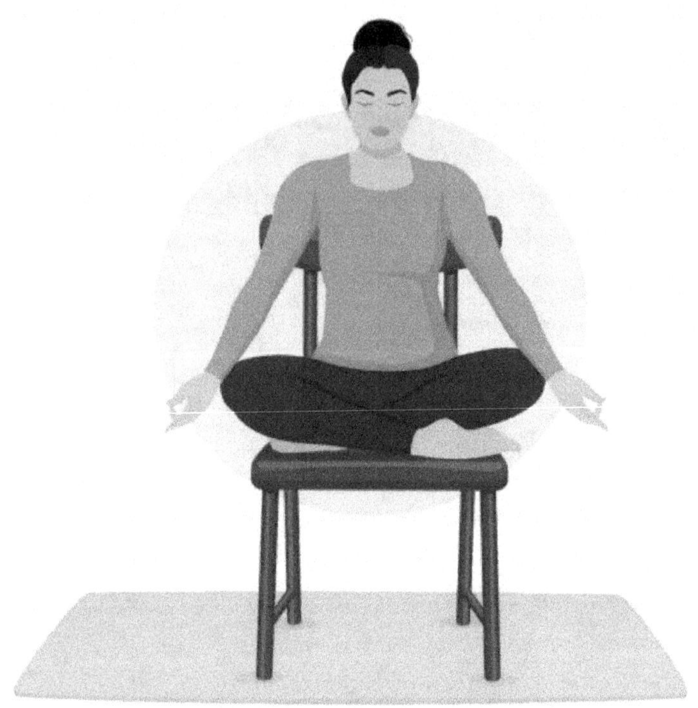

Asseyez-vous droit et confortable au bord de la chaise avec votre colonne vertébrale droite et détendue, les pieds à plat sur le sol à environ la largeur des hanches. Soulevez vos pieds à l'aide d'un traversin ou d'une couverture pliée s'ils ne peuvent pas toucher le sol en position assise.

- Posez vos mains sur le haut de vos cuisses juste au-dessus de vos genoux et détendez tout votre corps.
- Fermez les yeux et imaginez un bel arc-en-ciel vibrant dans le ciel. Il est si proche que vous pouvez voir parfaitement toutes ses couleurs.
- Respirez profondément et pendant que vous inspirez, visualisez la couleur rouge. Gardez votre corps détendu et relâchez toute tension lorsque vous expirez.
- Respirez profondément et pendant que vous inspirez, visualisez la couleur orange. Expirez et laissez aller toutes les émotions négatives.
- Respirez profondément et pendant que vous inspirez, visualisez la couleur jaune. Expirez et détendez votre esprit.
- Respirez profondément et pendant que vous inspirez, visualisez la couleur verte. Expirez et trouvez un état de tranquillité en vous-même.
- Respirez profondément et pendant que vous inspirez, visualisez la couleur bleue. Expirez et remplissez-vous d'amour.
- Respirez profondément et pendant que vous inspirez, visualisez la couleur Indigo. Expirez et localisez votre moi intérieur le plus caché.
- Respirez profondément et pendant que vous inspirez, visualisez la couleur violette. Expirez et restez avec votre moi le plus intime.
- Vous êtes maintenant à votre niveau mental le plus profond.
- Maintenant, concentrez-vous sur n'importe quel objectif que vous souhaitez atteindre dans votre entraînement ou votre vie. Laissez-vous inspirer par vous-même.

- Préparez-vous à sortir de la méditation. En sortant, vous ressentirez une sensation de paix et de purification et votre corps sera en parfaite harmonie et prêt à agir.

Chapitre six :
Programme pour débutants pour l'arthrose des mains, des genoux et des hanches

La ostéoarthrite est une maladie courante chez les personnes âgées. Au moins un adulte sur trois âgé de soixante ans et plus est concerné. L'arthrose se caractérise par une douleur, une raideur et un gonflement des articulations. Les parties les plus fréquemment touchées sont les hanches, les mains et les genoux.

Lorsque vous maintenez les articulations douloureuses actives, elles deviennent moins douloureuses. Et le yoga sur chaise est l'un des meilleurs moyens pour les personnes âgées touchées qui ont peur des autres exercices ardus et stimulants. Les mouvements de yoga aident à lubrifier vos articulations, à renforcer les muscles qui soutiennent les articulations et à empêcher les tendons et les muscles de se raidir.

Les exercices qui impliquent une amplitude de mouvement ou plutôt des exercices de flexibilité et des exercices de renforcement sont les plus importants pour les personnes souffrant d'arthrose. Dans ce chapitre, vous trouverez des poses douces de yoga sur chaise qui aident à améliorer la flexibilité de vos articulations et à renforcer vos muscles. Comme d'habitude, vous devez préparer votre esprit et votre système respiratoire puisque vous respirerez tout au long des exercices. Commençons.

Exercice de respiration

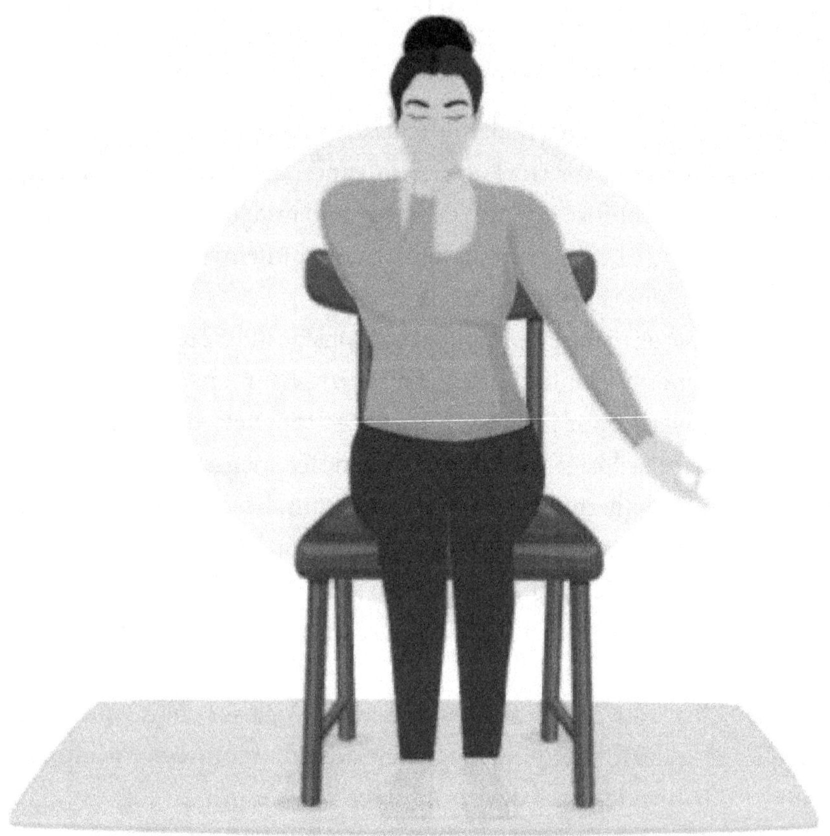

- Asseyez-vous droit et confortable au bord de la chaise avec votre colonne vertébrale droite et détendue, les pieds à plat sur le sol à environ la largeur des hanches. Soulevez vos pieds à l'aide d'un traversin ou d'une couverture pliée s'ils ne peuvent pas toucher le sol en position assise. Posez vos mains sur le haut de vos cuisses juste au-dessus de vos genoux
- Placez votre pouce droit sur votre narine droite et votre

annulaire ou votre index droit sur la narine gauche. Maintenez un contact léger avec eux tout au long de l'exercice de respiration.

- Fermez votre narine droite en appuyant doucement dessus avec le pouce et inspirez par la narine gauche.
- Relâchez votre pouce et fermez votre narine gauche en appuyant doucement dessus avec votre index ou votre annulaire droit et expirez par la narine droite.
- Gardez la narine gauche fermée et inspirez par la narine droite
- Relâchez votre index ou votre annulaire sur votre nez gauche et fermez votre nez droit en appuyant doucement sur votre pouce droit et expirez par la narine gauche.
- Cela fait un tour. Effectuez encore deux tours.

Tire à la main

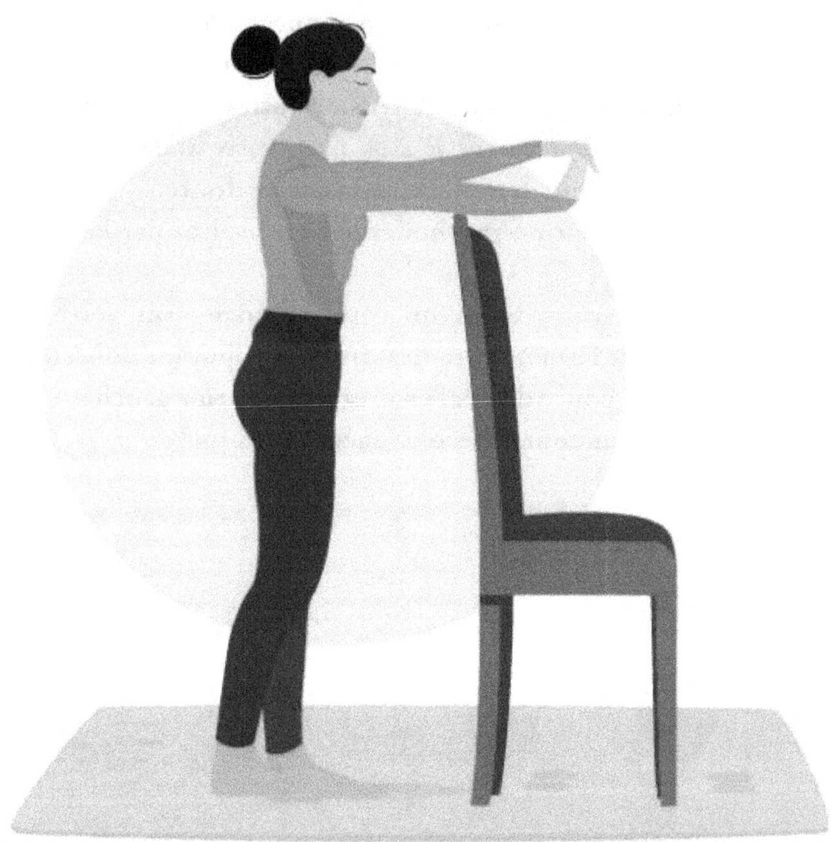

Cet exercice aide à soulager les crampes et les courbatures dans les doigts, les avant-bras et les poignets. Il aide également à soulager l'anxiété et à garder votre esprit concentré.

Instructions étape par étape

- **Asseyez-vous droit et confortable vers le bord de la chaise avec votre colonne vertébrale droite et détendue, les pieds à plat sur le sol à environ la largeur des hanches et le dos** droit.

- Posez vos mains sur le haut de vos cuisses juste au-dessus de vos genoux et inspirez profondément par le nez et expirez lentement.
- Étendez votre bras droit droit devant vous avec les paumes vers le bas.
- Amenez votre bras gauche et tirez les doigts de la main droite vers le torse. Tenez-vous là pendant quelques respirations pendant que vous tirez les doigts.
- Maintenant, tournez votre bras droit de manière à ce que les paumes soient tournées vers le bas, amenez votre main gauche dessus et appuyez sur son dos. Maintenez quelques respirations.
- Enfin, tournez la paume droite pour faire face au plafond et utilisez votre main gauche pour tirer ses doigts vers le bas en maintenant quelques respirations.
- Répétez en alternant les mains.

Extensions de doigts

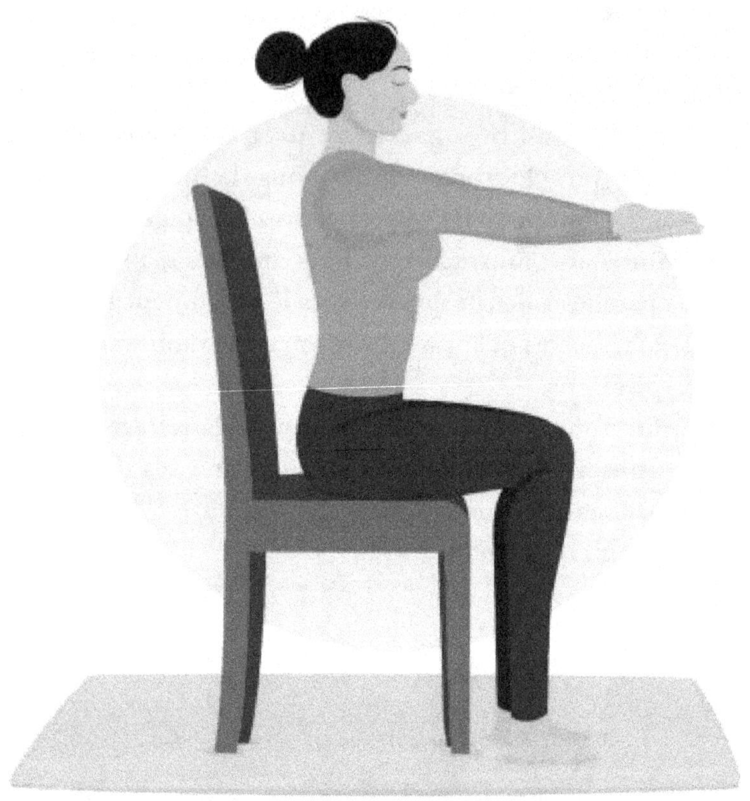

Cet exercice aide à étirer vos doigts et à renforcer les muscles de vos mains, de vos bras et de vos épaules. Il augmente également la circulation dans les mains et les bras et aide à améliorer la flexibilité et la mobilité des articulations de vos doigts.

Instructions étape par étape

- **Asseyez-vous droit et confortable vers le bord de la chaise avec votre colonne vertébrale droite et détendue, les pieds**

à plat sur le sol à environ la largeur des hanches et le dos droit.

- Posez vos mains sur le haut de vos cuisses juste au-dessus de vos genoux et inspirez profondément par le nez et expirez lentement.
- Tendez les deux bras devant vous
- Écartez vos doigts, maintenez pendant quelques secondes
- Ensuite, fermez votre poing en boule et maintenez également pendant quelques secondes
- Répétez en alternant entre écarter les doigts et les fermer en une boule de poing.

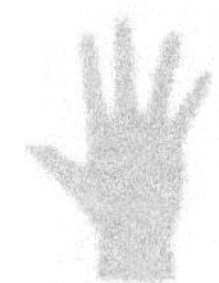
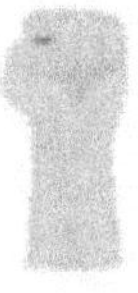

Rallonges de poignet

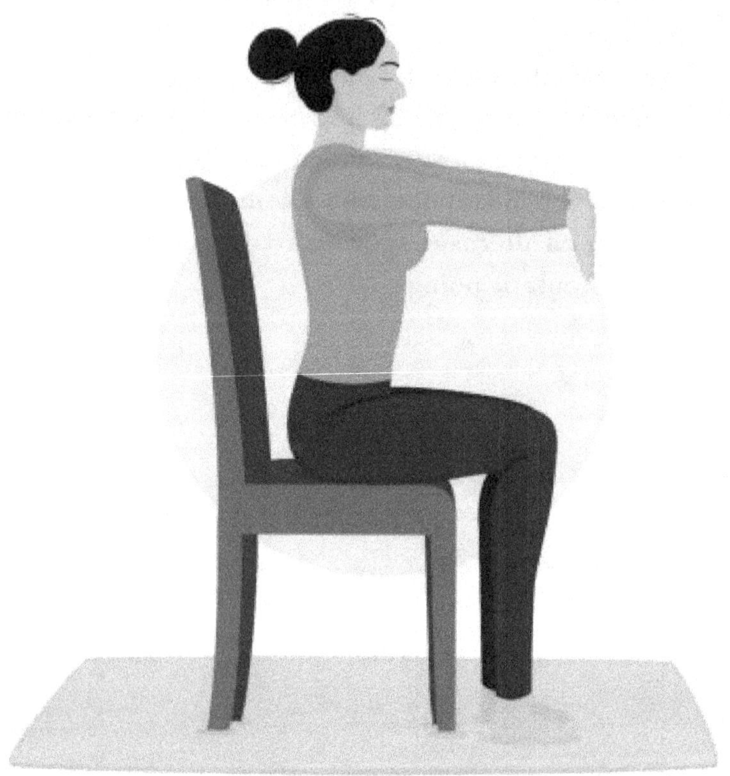

Les extensions de poignet font travailler vos poignets, vos mains et vos épaules. Ils aident à renforcer les muscles de vos mains et de vos épaules. Cet exercice augmente également la circulation dans les mains et les bras et aide à améliorer la flexibilité et la mobilité des articulations du poignet.

Instructions étape par étape

- **Asseyez-vous droit et confortable vers le bord de la chaise**

avec votre colonne vertébrale droite et détendue, les pieds à plat sur le sol à environ la largeur des hanches et le dos droit.

- Posez vos mains sur le haut de vos cuisses juste au-dessus de vos genoux et inspirez profondément par le nez et expirez lentement.
- Tendez les deux bras droits devant vous.
- Étendez vos mains plus loin des poignets afin que vos paumes soient tournées vers vous
- Fléchissez vos mains à partir des poignets pour tourner vos paumes de manière à ce qu'elles soient face à votre poitrine
- Répéter.

Rallonges de coude

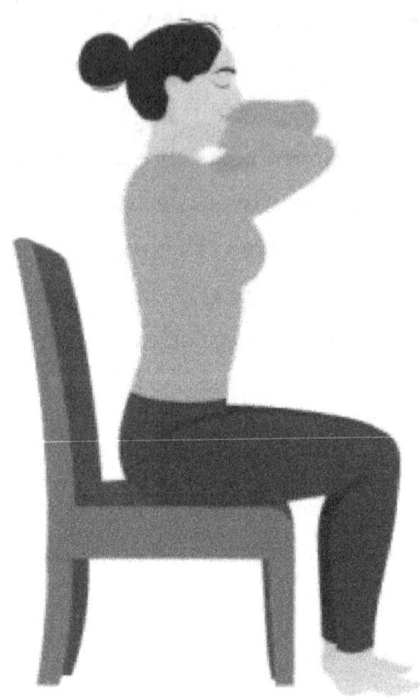

Cet exercice aide à augmenter la circulation dans vos bras et vos épaules, à améliorer la mobilité de l'articulation du coude et à renforcer les muscles de vos bras et de vos épaules.

Instructions étape par étape

- Asseyez-vous droit et confortable vers le bord de la chaise avec votre colonne vertébrale droite et détendue, les pieds à plat sur le sol à environ la largeur des hanches.
- Posez vos mains sur le haut de vos cuisses juste au-dessus de vos genoux et inspirez profondément par le nez et expirez lentement.
- Étendez vos bras sur vos côtés avec vos paumes vers l'avant.
- Soulevez-les comme si vous courbiez vos biceps et amenez

vos doigts sur vos épaules
- **Répéter.**

Haussements d'épaules

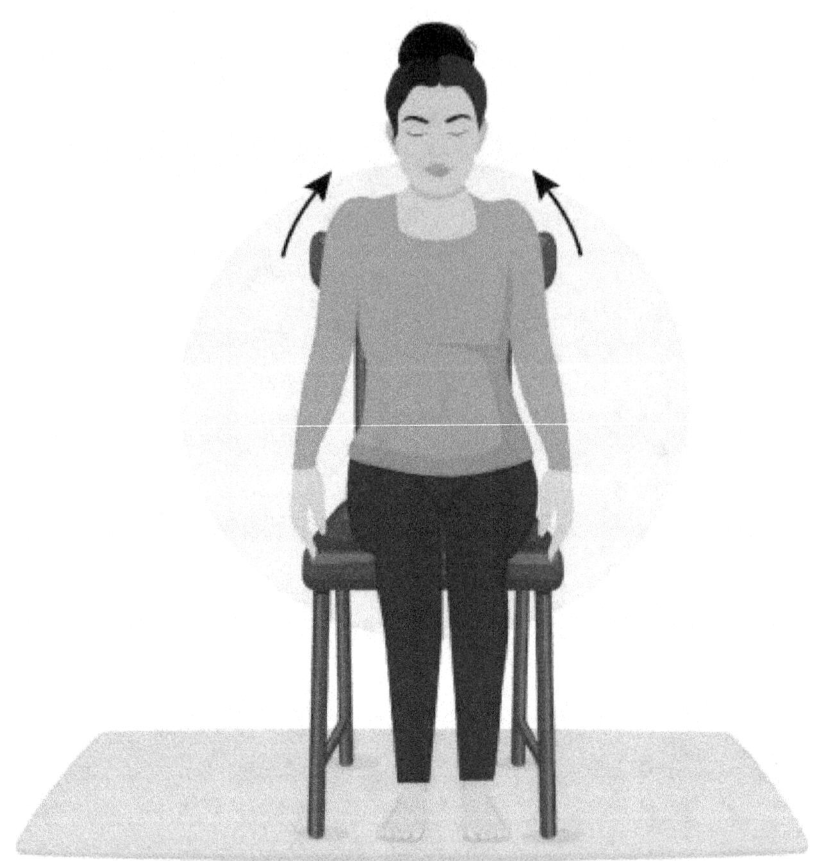

Les haussements d'épaules aident à renforcer les muscles de vos épaules et favorisent la mobilité des articulations de vos épaules.

Instructions étape par étape

- Asseyez-vous bien droit sur la chaise afin que votre dos ne repose pas sur la chaise
- Gardez vos pieds à plat et fermement plantés sur le sol à une distance des hanches avec vos paumes sur vos cuisses et

vos épaules détendues.

- Inspirez profondément par le nez, en levant les deux épaules vers vos oreilles (comme si vous aviez froid).
- Maintenez la position tendue pendant environ trois secondes
- Ensuite, relâchez complètement les épaules lorsque vous expirez.
- Répéter.

Mains sur les rouleaux d'épaule

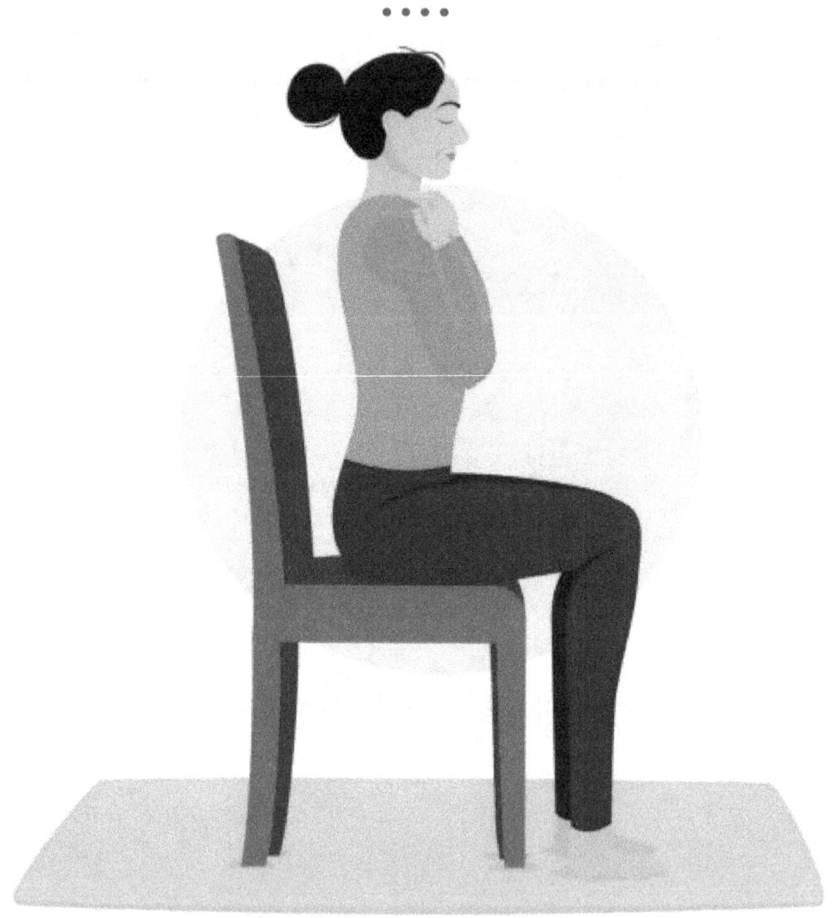

Cet exercice aide à renforcer les muscles de vos bras et de vos épaules. Il augmente également la circulation dans vos épaules et améliore la mobilité des articulations de l'épaule.

Instructions étape par étape

- Asseyez-vous bien droit sur la chaise afin que votre dos ne repose pas sur la chaise

- Gardez vos pieds à plat et fermement plantés sur le sol à une distance des hanches avec vos paumes sur vos cuisses et vos épaules détendues.
- Apportez les deux mains sur vos épaules et maintenez vos articulations de l'épaule du bout des doigts.
- Faites des cercles avec vos coudes en commençant par vous déplacer dans le sens des aiguilles d'une montre, puis dans le sens inverse des aiguilles d'une montre.
- Répétez en alternant la direction.

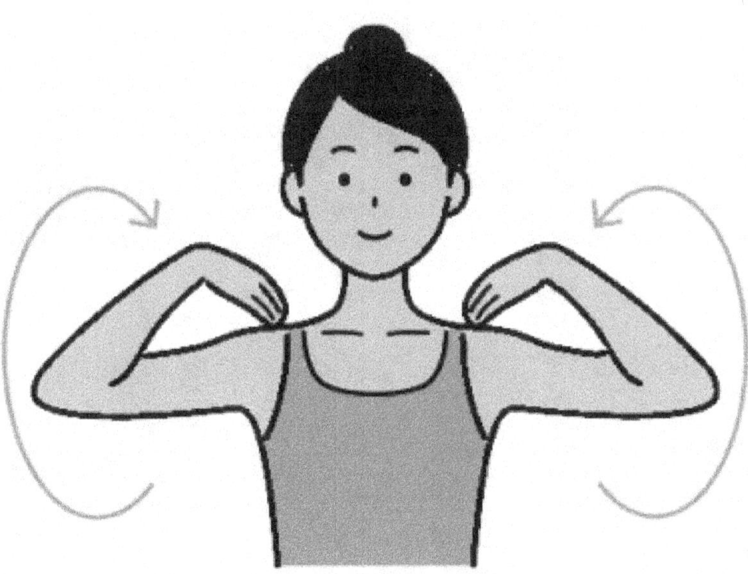

Flexion assise vers l'avant

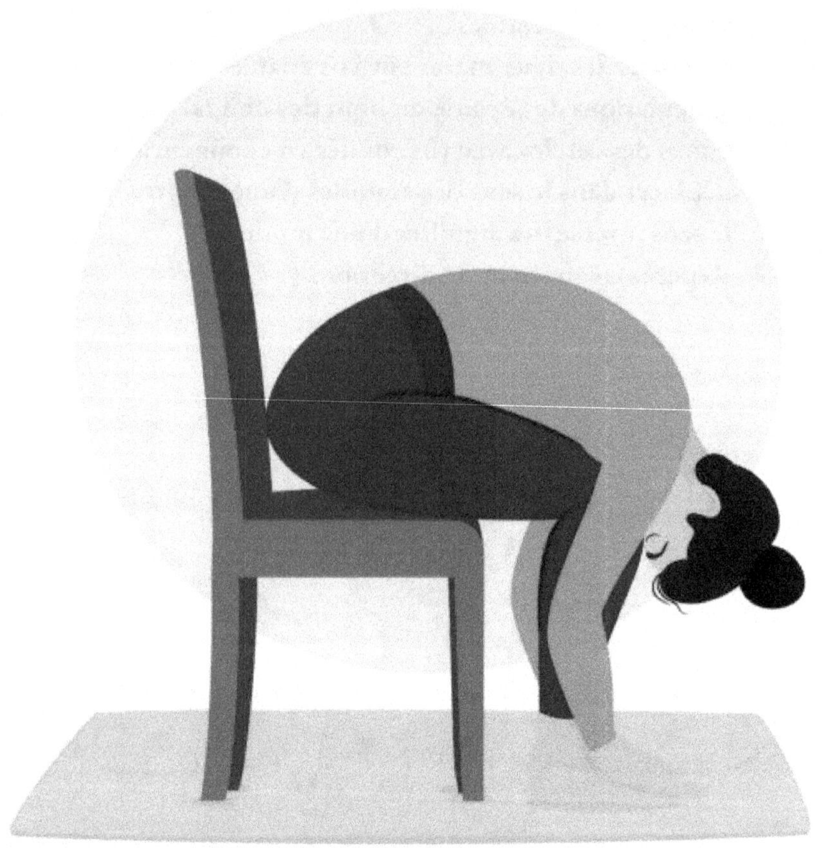

. . . .

Cet exercice est utile pour gagner en souplesse et en mobilité au niveau des hanches et du bas du dos. Il aide également à soulager l'anxiété, le stress et la tension.

Instructions étape par étape

- **Asseyez-vous droit sur la chaise, les pieds à plat sur le sol** à une distance des hanches et les paumes reposant sur vos cuisses.

- Inspirez profondément par le nez tout en allongeant votre colonne vertébrale, puis expirez en laissant tomber lentement et doucement votre torse et laissez votre ventre reposer sur vos cuisses.
- Abaissez vos mains et touchez le sol avec vos paumes.
- Gardez votre cou détendu et relâchez votre tête pendante
- Tenez-vous là pendant 3 à 5 inspirations et expirations profondes
- Ensuite, appuyez doucement vos bras sur le sol et soulevez lentement votre torse pour revenir en position assise.
- Répéter.

Balançoires au genou

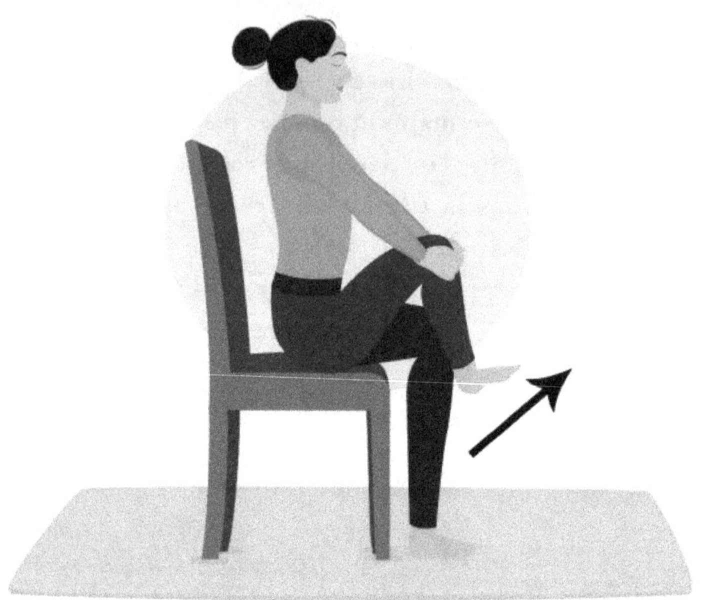

Ce mouvement aide à augmenter la mobilité et l'amplitude des mouvements des genoux.

Instructions étape par étape

- Asseyez-vous droit et confortable sur la chaise avec votre colonne vertébrale droite et détendue, les pieds à plat sur le sol à environ la largeur des hanches, le ventre rentré et les épaules en arrière.
- Posez vos mains sur vos genoux et inspirez et expirez profondément par le nez.
- Apportez vos mains et serrez-les sous votre genou droit.
- Asseyez-vous droit avec une colonne vertébrale droite.
- Tout en tenant vos mains sous vos genoux, donnez

lentement et doucement un coup de pied dans la jambe tenue d'avant en arrière. Assurez-vous de le déplacer dans une gamme complète de mouvements.

- Effectuez une vingtaine de coups de pied pour chaque jambe.

Cercles de cheville à une jambe

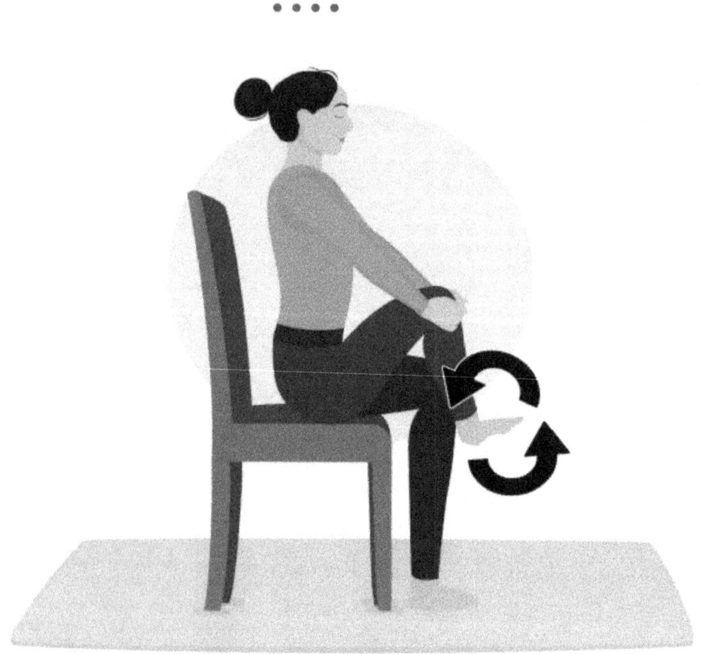

Ce mouvement aide à renforcer vos chevilles et à améliorer la flexibilité et la mobilité de vos articulations de la cheville.

Instructions étape par étape

- Asseyez-vous droit vers le bord de la chaise, le dos droit et les pieds à plat sur le sol à environ une distance des hanches.
- Posez vos mains sur vos genoux et inspirez et expirez profondément par le nez.
- Inspirez en étendant votre jambe droite devant vous.
- Soulevez-le et commencez à faire tourner son pied dans le

sens des aiguilles d'une montre en articulant lentement les cercles.

- Exagérez les cercles et rendez-les aussi grands que possible.
- Tournez le pied une dizaine de fois puis changez de sens. Assurez-vous de garder la jambe levée aussi droite que possible.
- Faites pivoter le pied dans le sens inverse des aiguilles d'une montre pendant une dizaine de rotations.
- Changez de jambes.
- Répétez en alternant entre les deux jambes.

Pose de refroidissement : les jambes sur une chaise (variante Savasana)

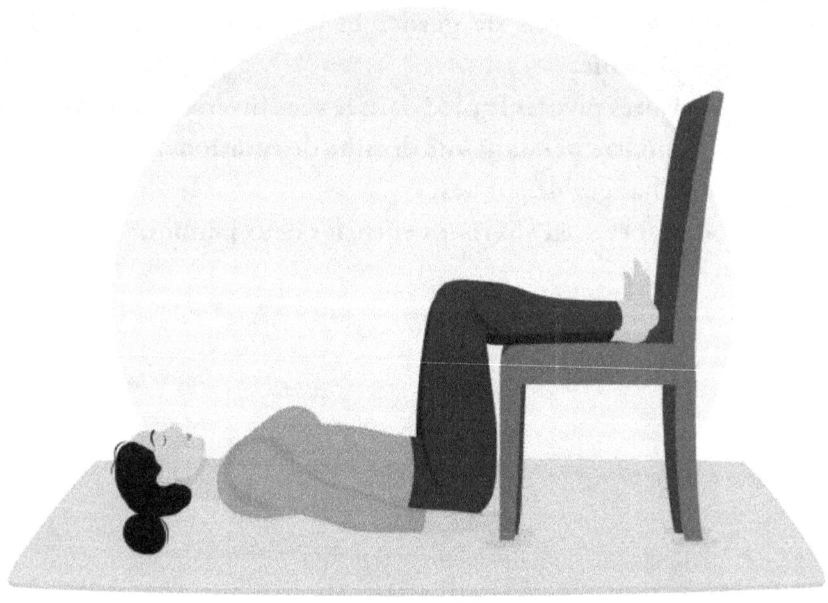

Cette pose aidera votre esprit à se calmer, à détendre votre corps et à vous détendre.

Instructions étape par étape

- Commencez par vous allonger à plat sur le sol avec vos hanches face à l'avant de la chaise.
- Rapprochez suffisamment vos hanches de la chaise pour pouvoir reposer tout le bas de vos jambes sur son siège.
- Placez vos deux jambes sur la chaise en vous assurant que vos mollets reposent confortablement dessus et gardez-les à distance des hanches.

- Étendez vos mains à vos côtés sur le sol avec vos paumes vers le haut.
- Fermez les yeux et respirez profondément
- Faites attention à votre respiration lorsque vous inspirez et expirez. Tenez ici pendant environ 15 à 25 respirations profondes
- Pour relâcher la pose et revenir, ouvrez les yeux puis retirez lentement et doucement les jambes du siège.

Relaxation finale et méditation

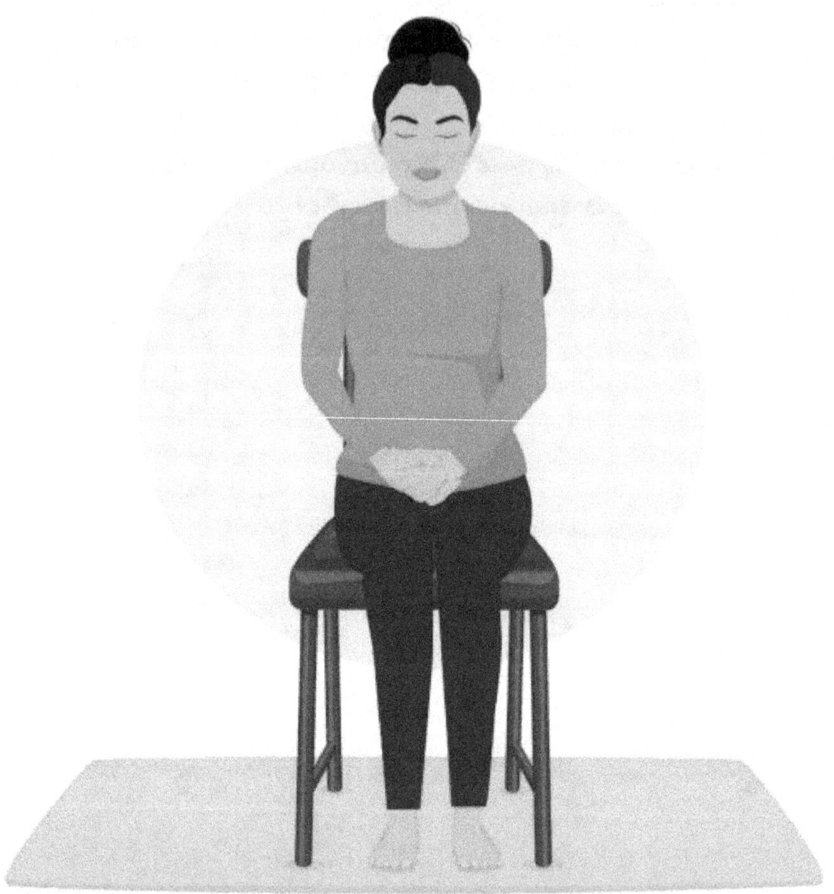

Cette pose vous fera vous sentir bien, vous calmera et donnera à votre corps le temps de commencer à intégrer les bienfaits de votre pratique du yoga.

Instructions étape par étape

- Asseyez-vous confortablement en vous appuyant sur la chaise avec votre colonne vertébrale contre le dossier de la chaise.

- Reposez vos mains sur vos genoux, détendez vos mains et fermez les yeux.
- Gardez tout votre corps détendu et respirez naturellement.
- Faites attention à votre respiration détendue en permettant à toute tension dans votre corps de se relâcher.
- Restez dans cette position détendue pendant environ trois à cinq minutes.
- Ensuite, ouvrez lentement les yeux et remuez les doigts et les orteils.
- Levez-vous de la chaise de manière lente et contrôlée pour éviter les étourdissements.

Vous avez terminé ! Comment vous sentez-vous ?

J'espère que vous vous sentez détendu et que vos muscles et vos articulations se sentent lubrifiés et prêts à bouger. Essayez de faire ce programme trois à cinq fois par semaine. Nous pensons que si vous êtes cohérent et que vous le faites pendant quelques semaines, vous serez prêt à passer au programme intermédiaire pour l'arthrose des mains, des hanches et des genoux abordé dans le chapitre suivant. Nous l'avons appelé "intermédiaire" car les poses ici sont assez intenses et nécessitent plus de stabilité et d'équilibre.

Chapitre sept :
Programme intermédiaire pour l'arthrose des mains, des genoux et des hanches

Ici, vous trouverez des exercices un peu difficiles par rapport à ceux du programme pour débutants pour l'arthrose du chapitre précédent. Certains mouvements peuvent vous obliger à utiliser des poids légers ou à vous tenir debout. Comme d'habitude, avant de commencer, il est important de préparer notre esprit et notre système respiratoire. Commençons par un exercice de respiration.

Exercice de respiration

. . . .

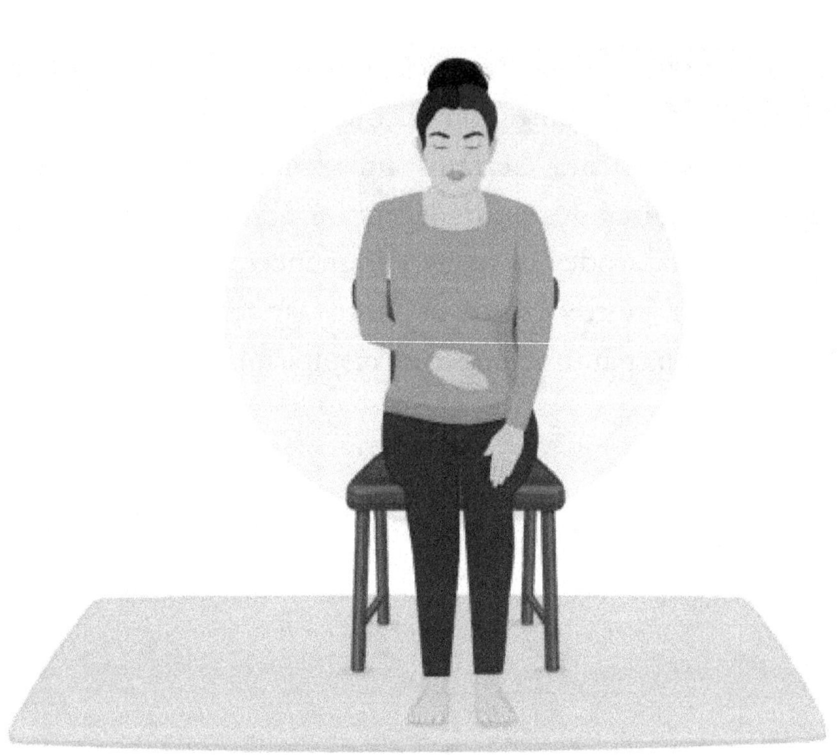

- Asseyez-vous droit sur la chaise en laissant un peu d'espace derrière vous pour ne pas vous appuyer dessus.
- Plantez vos pieds à plat et fermement sur le sol avec vos mains suspendues à vos côtés
- Gardez votre main gauche détendue à vos côtés et placez votre main droite sur votre ventre
- Inspirez profondément par le nez, puis expirez tout l'air en ramenant votre nombril et votre ventre vers la colonne

vertébrale. Ensuite, inspirez partiellement et expirez rapidement par le nez en détendant le nombril et l'abdomen. Vous pouvez pomper au rythme de votre choix. Assurez-vous simplement que la respiration est continue, mais les "inspirations" sont très subtiles et petites. Effectuez autant de pompes que possible. Commencez plus petit et progressez.

- À la dernière pompe, arrêtez-vous et inspirez à fond et expirez à fond.

Levés de bras alternés avec des poids

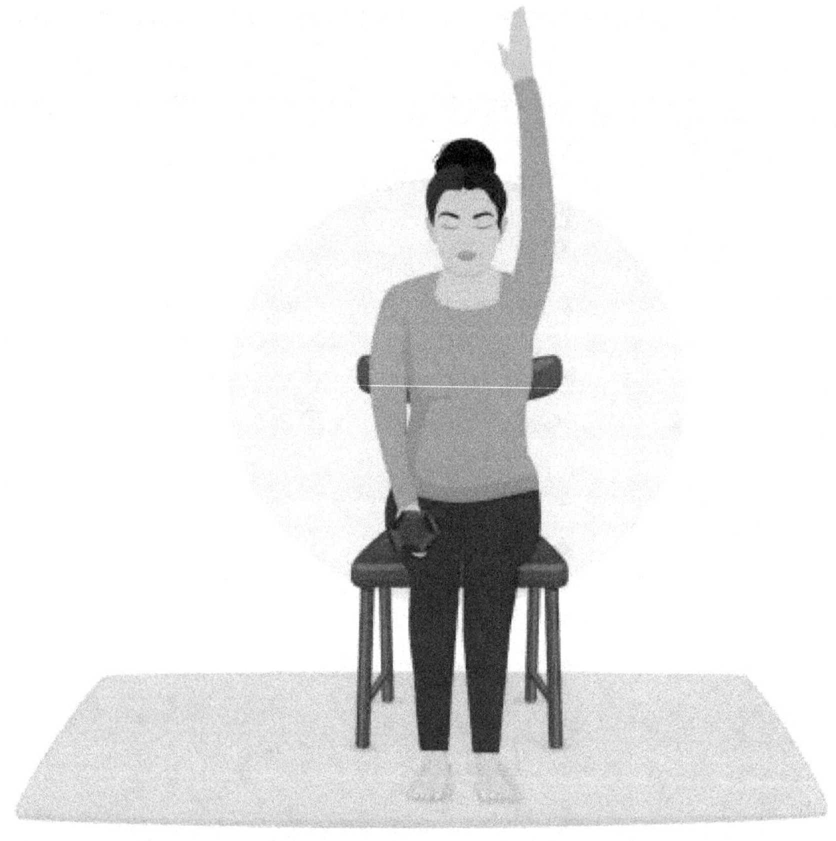

Ce mouvement aide à lubrifier l'articulation de votre épaule et à renforcer vos bras.

Instructions étape par étape

- Asseyez-vous droit vers le bord de la chaise, avec un dos droit et les pieds à plat sur le sol à environ une distance des hanches.
- Posez vos mains sur vos genoux en tenant des poids de deux

livres et inspirez et expirez profondément par le nez.

- Inspirez en levant votre bras droit au-dessus de votre tête. Gardez le bras tendu aussi droit que possible et les épaules détendues.
- Expirez en abaissant lentement et doucement le bras vers vos cuisses.
- Faites de même pour la main gauche.
- Répétez cinq à dix fois de chaque côté.
- Sur le dernier représentant de chaque main, maintenez la pose et prenez trois respirations complètes.

Rotations d'épaule

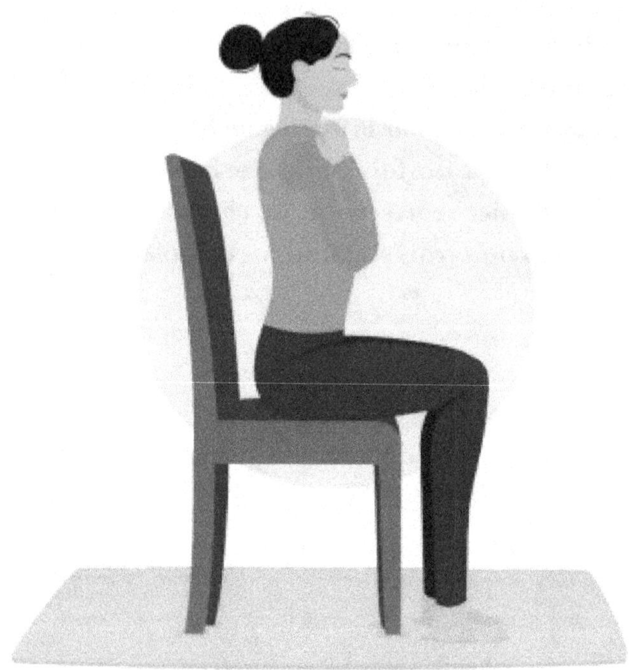

Cet exercice aide à renforcer les muscles de vos bras et de vos épaules. Il améliore également la mobilité des articulations de l'épaule.

Instructions étape par étape

- **Asseyez-vous bien droit sur la chaise afin que votre dos ne repose pas sur la chaise.**
- **Gardez vos pieds à plat et fermement plantés sur le sol à une distance des hanches avec vos paumes sur vos cuisses et vos épaules détendues.**
- **Apportez les deux mains sur vos épaules et maintenez vos articulations de l'épaule du bout des doigts.**

- Faites des cercles avec vos coudes en commençant par vous déplacer dans le sens des aiguilles d'une montre, puis dans le sens inverse des aiguilles d'une montre.
- Répétez en alternant la direction.

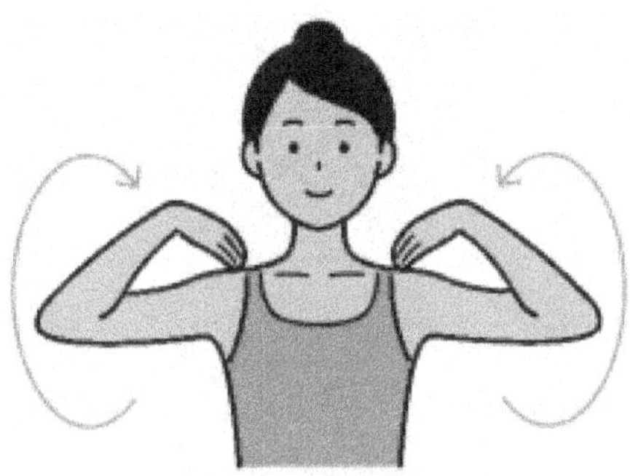

Armes du maître-autel

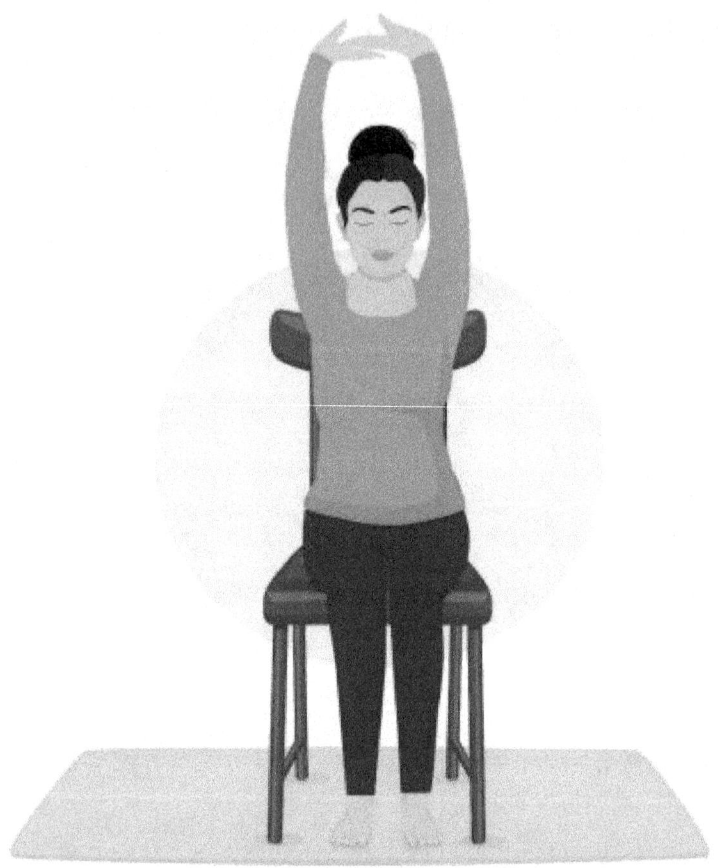

Ce mouvement fait travailler vos bras, vos poignets, vos épaules et les côtés de votre torse. Il aide à soulager vos bras, vos épaules et vos poignets de la raideur. Il aide également à renforcer les muscles dans ces zones.

Instructions étape par étape

- **Asseyez-vous droit et confortable vers le bord de la chaise avec votre colonne vertébrale droite et détendue, les pieds**

à plat sur le sol à environ la largeur des hanches et le dos droit.

- Posez vos mains sur le haut de vos cuisses juste au-dessus de vos genoux et inspirez profondément par le nez et expirez lentement.
- Étendez vos bras droits devant vous, entrelacez les doigts et gardez les paumes inversées de manière à ce qu'elles ne soient pas tournées vers votre torse. Tenez ici pendant quelques secondes et sentez juste l'étirement.
- En gardant vos côtes détendues, levez vos bras au-dessus de votre tête. Assurez-vous que le haut de vos épaules reste baissé et s'étire du coude au poignet. Essayez d'imaginer qu'il y a quelque chose sur l'autel créé au-dessus de vous que vous souhaitez apporter dans votre vie.
- Tenez ici pendant environ 5 à 10 respirations, puis relâchez vos bras.
- Répéter.

Rotations du poignet

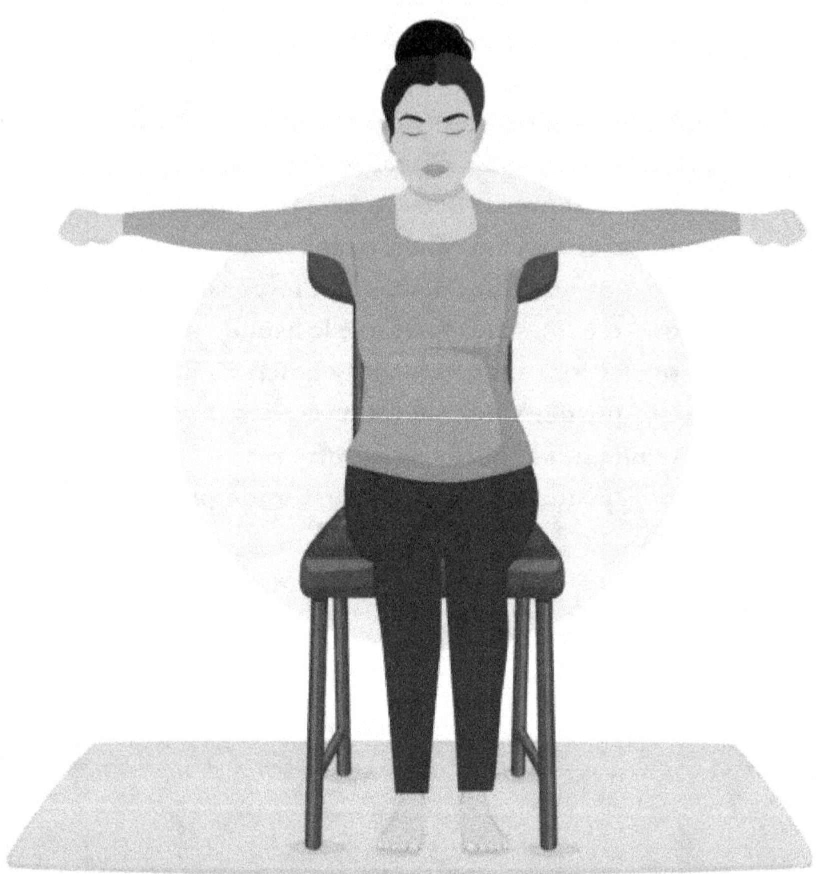

Les rotations des poignets font travailler vos poignets, vos mains et vos épaules. Ils aident à renforcer les muscles de vos mains et de vos épaules. Cet exercice permet également d'améliorer la flexibilité et la mobilité des articulations du poignet.

Instructions étape par étape

- Asseyez-vous droit et confortable vers le bord de la chaise

avec votre colonne vertébrale droite et détendue, les pieds à plat sur le sol à environ la largeur des hanches et le dos droit.

- Posez vos mains sur le haut de vos cuisses juste au-dessus de vos genoux et inspirez profondément par le nez et expirez lentement.
- Tendez les deux bras droits devant vous.
- Faites pivoter vos poignets dans le sens des aiguilles d'une montre, puis faites-les pivoter dans le sens inverse des aiguilles d'une montre.
- Répéter.

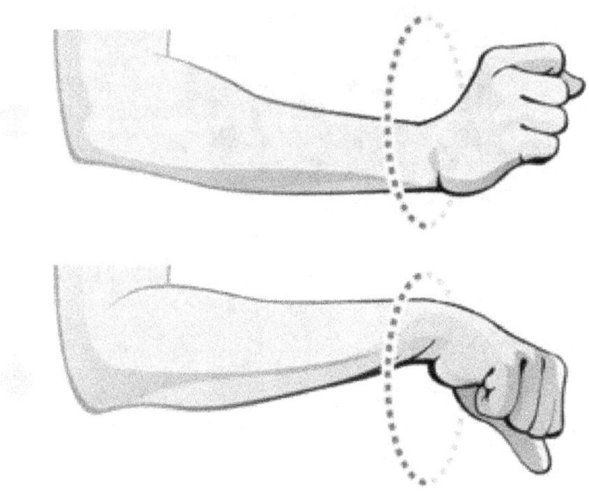

Câlins assis au genou

....

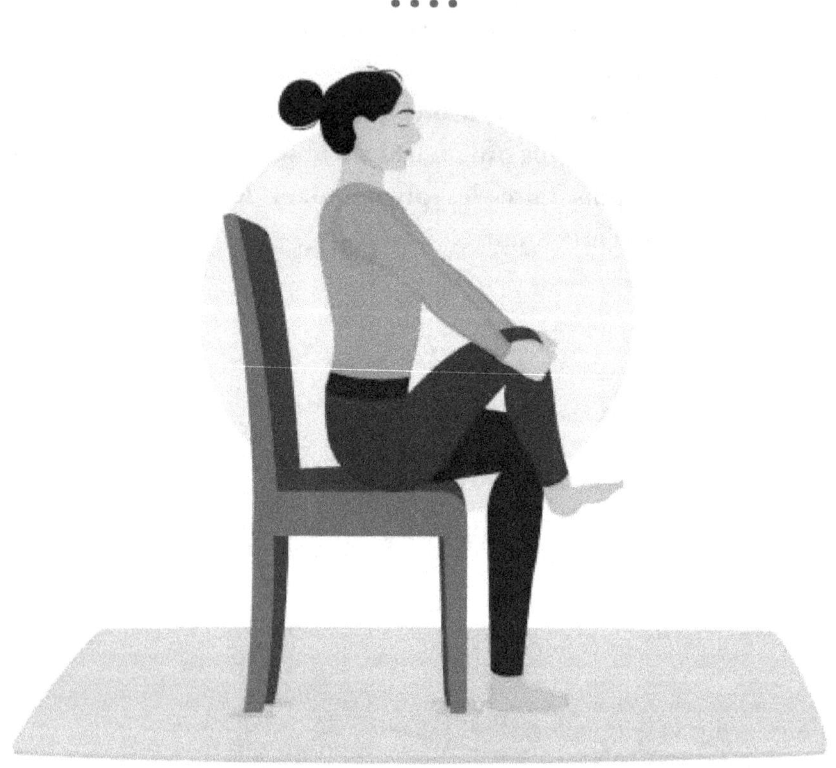

Cette pose aide à renforcer les muscles entourant vos épaules, vos jambes et vos hanches. Il améliore également la mobilité et la flexibilité des articulations du genou et de la hanche.

Instructions étape par étape

- Asseyez-vous droit et confortable vers le bord de la chaise avec votre colonne vertébrale droite et détendue, les pieds fermement plantés sur le sol à environ la largeur des

hanches.

- Posez vos mains sur le haut de vos cuisses juste au-dessus de vos genoux et inspirez profondément par le nez et expirez lentement.
- Tirez lentement votre genou droit vers votre poitrine.
- Maintenez-le pendant environ 3 à 5 respirations détendues.
- Abaissez lentement la jambe vers le sol.
- Répétez pour la jambe opposée.

Équilibre du genou surélevé

....

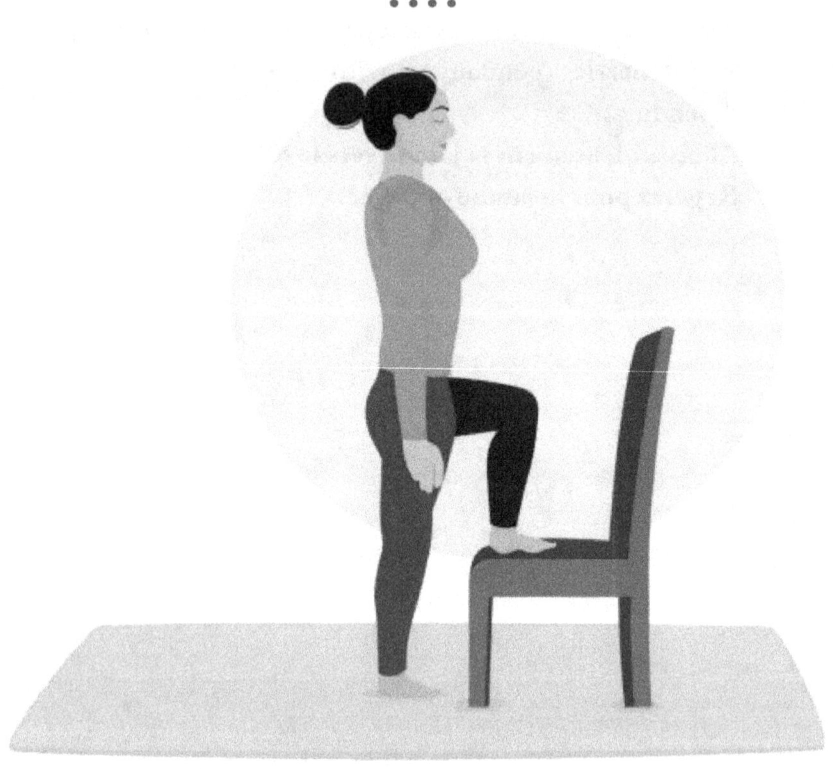

Cette posture fait travailler vos hanches, vos genoux et vos jambes. Il aide à améliorer la flexibilité et la mobilité des articulations de la hanche et du genou. Il renforce également les muscles de vos jambes, améliorant ainsi votre stabilité et votre équilibre.

Instructions étape par étape

- **Tenez-vous droit devant la chaise avec son côté face à vous. Vos pieds doivent être parallèles les uns aux autres à la largeur des hanches.**

- Inspirez et expirez profondément, puis tenez le dossier de la chaise d'une main pour vous soutenir. Assurez-vous que vous vous sentez stable et détendu.
- Soulevez lentement et consciemment la jambe la plus proche de la chaise et placez son pied sur le siège de la chaise. Assurez-vous que tout votre pied repose sur le siège.
- Tenez ici pour quelques respirations détendues. Vous pouvez essayer de lever la main à quelques centimètres de la chaise si vous sentez que votre équilibre est bon.
- Vous pouvez également utiliser un bloc pour placer le pied si la chaise est trop haute et utiliser simplement la chaise comme support pour vous y tenir.
- Ramenez lentement et doucement la jambe au sol et faites de même avec l'autre jambe.
- Répétez en alternant les jambes.

Élévation de la jambe et du genou opposés (variante Vyaghrasana)

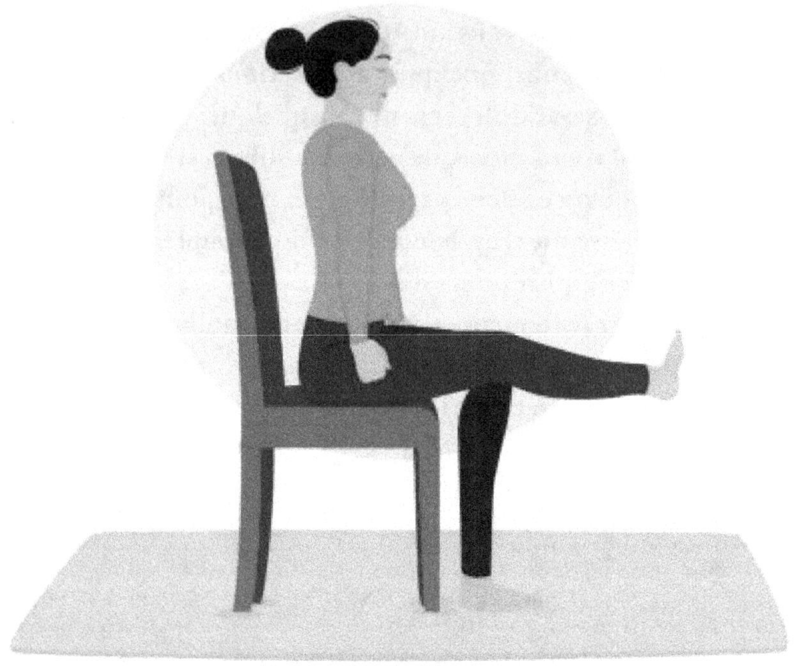

Cette pose fait travailler vos hanches, vos genoux, vos abdominaux, vos ischio-jambiers et vos quadriceps. Il aide à renforcer vos hanches, vos quadriceps et vos abdominaux. Il améliore également la mobilité des articulations du genou et de la hanche.

Instructions étape par étape

- Asseyez-vous droit vers le bord de la chaise, avec un dos droit et les pieds à plat sur le sol à environ une distance des hanches.
- Posez vos mains sur vos genoux et inspirez et expirez

profondément par le nez.

- Soulevez votre pied droit de trois à cinq pouces du sol. Assurez-vous de garder le pied fléchi et parallèle au sol.
- Levez votre bras gauche et étendez-le droit devant vous avec la paume vers le haut.
- Gardez vos muscles abdominaux engagés et maintenez-les pendant trois à cinq respirations profondes.
- Abaissez lentement et doucement votre jambe et votre main pour relâcher la pose.
- Faites de même pour la jambe gauche et la main droite.
- Répétez cinq à dix fois en alternant les jambes et les mains.

Assis pour se tenir debout

• • • •

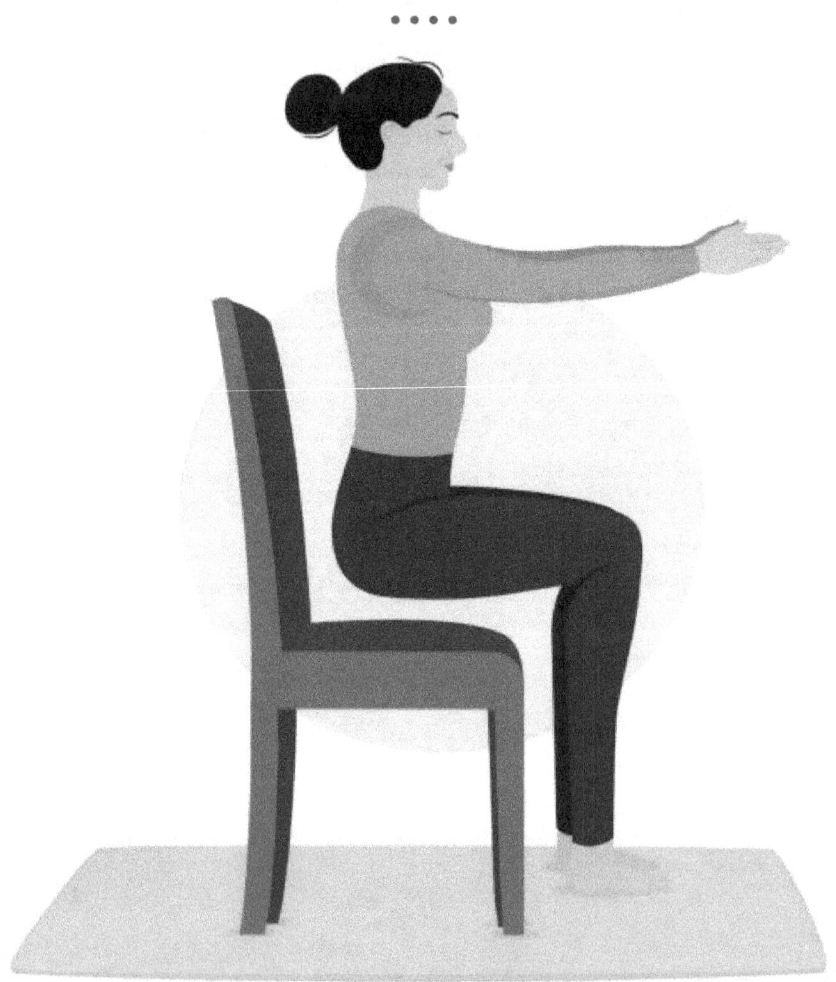

Cette pose aide à renforcer vos fessiers (les muscles qui contrôlent la position assise et debout). Il aide également à améliorer votre stabilité et votre équilibre.

Instructions étape par étape

- Asseyez-vous droit vers le bord de la chaise, avec un dos droit et les pieds à plat sur le sol à environ une distance des hanches.
- Posez vos mains sur vos genoux et inspirez et expirez profondément par le nez.
- Ramenez vos mains sur vos côtés et penchez-vous légèrement vers l'avant en gardant le dos droit et en regardant droit devant vous.
- Maintenant, soulevez-vous lentement de la chaise d'environ cinq pouces et étendez vos bras droit devant vous. Tenez ici pendant deux secondes.
- Asseyez-vous lentement et doucement sur la chaise de manière contrôlée.
- Répétez cinq à dix fois

Twist assis

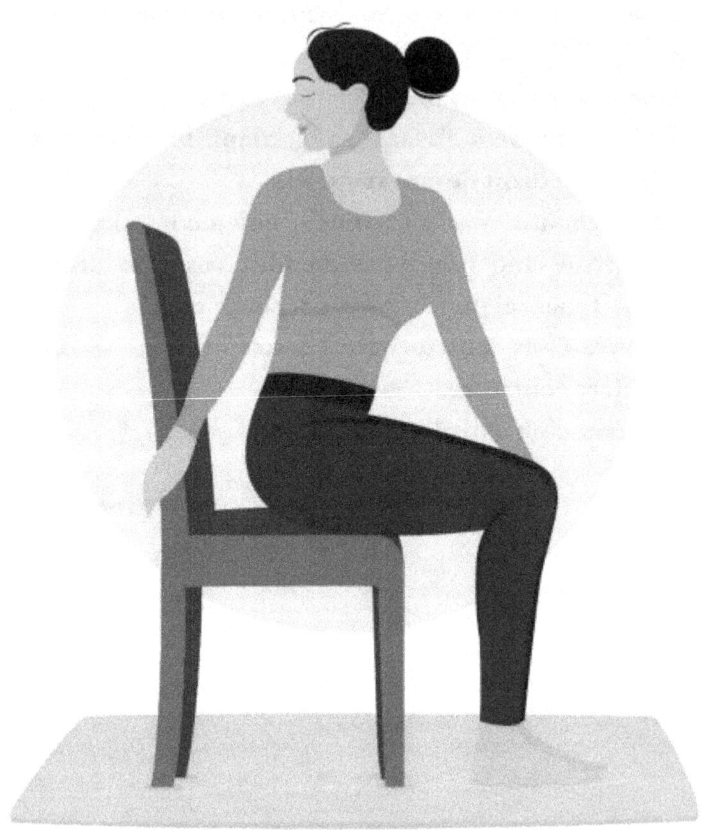

Cette pose est utile pour gagner en flexibilité et en mobilité articulaire dans les articulations de la hanche. Il aide également à soulager la raideur des bras et des hanches.

Instructions étape par étape

- **Asseyez-vous droit sur la chaise en laissant un peu d'espace derrière vous. Plantez vos pieds à plat et fermement sur le sol à une distance des hanches avec vos paumes vers le bas** sur le dessus de vos cuisses.

- Inspirez et expirez profondément, puis placez votre main gauche sur votre cuisse droite et la main droite sur le siège derrière vous

- Inspirez en allongeant votre colonne vertébrale, puis expirez et tournez le haut de votre corps vers la droite. Regardez en arrière et allez aussi loin que vous le pouvez.

- Tenez-vous là pendant 3 à 5 respirations profondes.

- Détendez-vous de la torsion lentement et doucement, en revenant au centre et en décroisant votre jambe, en la posant de nouveau sur le sol.

- Répétez pour le côté opposé.

Pose de relaxation finale

. . . .

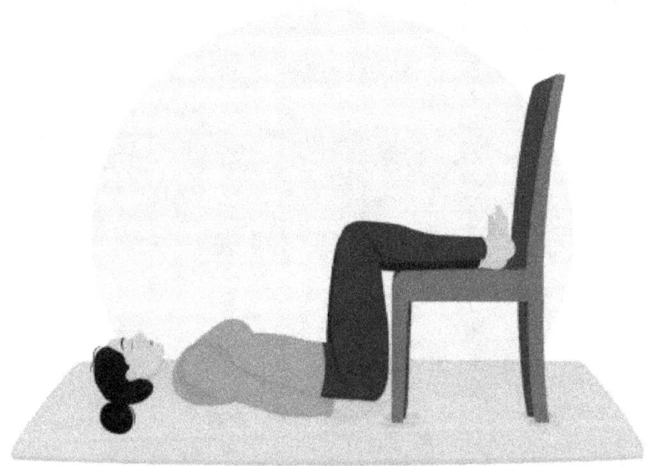

- Commencez par vous allonger à plat sur le sol avec vos hanches face à l'avant de la chaise.
- Rapprochez suffisamment vos hanches de la chaise pour pouvoir reposer tout le bas de vos jambes sur son siège.
- Placez vos deux jambes sur la chaise en vous assurant que vos mollets reposent confortablement dessus et gardez-les à distance des hanches.
- Étendez vos mains à vos côtés sur le sol avec vos paumes

vers le haut.

- Fermez les yeux et respirez profondément
- Faites attention à votre respiration lorsque vous inspirez et expirez. Tenez ici pendant environ 15 à 25 respirations profondes
- Pour relâcher la pose et revenir, ouvrez les yeux puis retirez lentement et doucement les jambes du siège.

Conclusion

Il n'est jamais trop tard pour bouger, relâcher le stress et étirer chaque articulation et chaque muscle. Ne laissez pas la peur des blessures et des chutes causées par l'entraînement en force et le cardio à haute intensité vous empêcher de profiter des avantages de rester actif pendant vos années crépusculaires. Le yoga sur chaise pour les personnes âgées est une merveilleuse façon d'aider les personnes âgées à prévenir les maladies liées à la vieillesse, à améliorer leur corps et à garder leur esprit alerte. Vous pouvez désormais profiter de tous les bienfaits du yoga grâce au programme conçu dans ce livre.

Ne laissez jamais les articulations douloureuses vous submerger. Choisissez une routine qui correspond le mieux à vos besoins et qui fonctionne pour vous. Si vous n'êtes pas sûr que la routine fonctionne pour vous, essayez-la pour voir. Si vous pensez que c'est très facile, passez à la routine la plus difficile. Rappelez-vous, la cohérence est la clé. Je vous encourage à faire de vos séances de yoga sur chaise une habitude et à vous y tenir. Suivez votre programme de yoga au moins trois fois par semaine. Plus vous restez cohérent, mieux vous bougerez et vous sentirez.

Toutes nos félicitations ! Vous êtes arrivé à la fin de ce livre. J'espère que ces programmes vous ont été agréables et utiles, à la fois comme pratique en soi et comme point de départ pour vous motiver à créer vos propres routines de yoga sur chaise. Vous venez de commencer un voyage incroyable qui vous donnera l'opportunité d'une vie plus heureuse, plus saine et plus utile.

BLUESKY CLASS

est un éditeur indépendant, si vous appréciez ce livre, pensez à nous soutenir en laissant un avis !

Les références

Adkins, CC, Robinson, OB et Stewart, BL (2011). *Chair Yoga for You: Un guide pratique* (1ère éd.). Plate-forme de publication indépendante CreateSpace.

Bondy, D., Rebar, HK, & Baker, J. (2020). *Yoga où vous êtes: personnalisez votre pratique pour votre corps et votre vie* (1ère éd.). Shambhala.

Coffin, N. (2013). *Yoga sur chaise pour les seniors : une séquence douce pour démarrer* . INCONNU.

En ligneD'Arrigo, C. (2021). *Yoga sur chaise : Séquences accessibles pour développer la force, la flexibilité et le calme intérieur* . Presse Rockridge.

En ligneDonovan, S. (2022). *Entraînements de 10 minutes pour les personnes âgées de 60 ans et plus : des exercices illustrés simples que les personnes âgées de tout niveau peuvent faire à la maison pour améliorer considérablement l'équilibre, la force et le bien-être de tout le corps | Plan de 4 semaines inclus* . Publié indépendamment.

En ligneEgoscue, J. (2022). *Yoga sur chaise de 5 minutes pour les seniors : exercices simples pour réinitialiser tout le corps* . Publié indépendamment.

E-Ryt, CKM, Krucoff, C., PhD, CJ, & Md, MKW (2016). *Détendez-vous dans le yoga pour les personnes âgées : un programme de six semaines pour la force, l'équilibre, la flexibilité et le soulagement de la douleur* (éd. illustrée). Nouvelles publications de signe avant-coureur.

Harvard Santé. (2022). *Yoga : Une autre façon de prévenir l'ostéoporose ?* https://www.health.harvard.edu/womens-health/yoga-another-way-to-prevent-osteoporosis

Hunter, Sask. (2014). Différences entre les sexes dans la fatigabilité humaine : mécanismes et aperçu des réponses physiologiques. *Acta Physiologica* , *210* (4), 768–789. https://doi.org/10.1111/apha.12234

En ligneLehmkuhl, L. (2020). *Yoga sur chaise pour les personnes âgées : étirements et poses que vous pouvez faire assis à la maison* (éd. illustrée). Cheval céleste.

Martel, GF, Roth, SM, Ivey, FM, Lemmer, JT, Tracy, BL, Hurlbut, DE, Metter, EJ, Hurley, BF et Rogers, MA (2006). L'âge et le sexe affectent les adaptations des fibres musculaires humaines à l'entraînement en force à forte résistance. *Physiologie expérimentale* , *91* (2), 457–464. https://doi.org/10.1113/expphysiol.2005.032771

En ligneMayer, K. (2022). *Yoga sur chaise pour les seniors et les débutants : Yoga sur chaise Sit N Fit pour les seniors de plus de 60 ans, étirements et poses pour le soulagement de la douleur, la santé des articulations, la relaxation, la flexibilité.* Publié indépendamment.

En ligneMcBride, A. (2020). *Étirements pour les débutants pour rester jeunes : étirements et poses que vous pouvez faire assis à la maison pour retrouver la forme physique pour les femmes et les hommes de plus de 50 ans .* Publié indépendamment.

McGee, K. (2017). *Yoga sur chaise: Asseyez-vous, étirez-vous et renforcez votre chemin vers un vous plus heureux et en meilleure santé* (1ère éd.). Livres de William Morrow.

Morales, S. (2021). *Yoga sur chaise pour débutants : Le guide complet des séquences et des poses de yoga faciles adaptées à tous les âges que vous pouvez faire assis à la maison en 10 minutes pour améliorer la force, la flexibilité et le calme .* Publié indépendamment.

En ligneObrien, M. (2020). *Yoga sur chaise pour seniors : yoga pour seniors de plus de 60 ans, poses de yoga sur chaise Mindful pour la pratique à domicile - débutants seniors, yoga sur chaise pour débutants .* Publié indépendamment.

O'Hagan, F., Sale, D., MacDougall, J. et Garner, S. (1995). Réponse à l'entraînement en résistance chez les jeunes femmes et hommes. *Journal international de médecine sportive* , *16* (05), 314–321. https://doi.org/10.1055/s-2007-973012

Publications, Lion d'or et Prayogo, H. (2021). *Le nouveau vous : le seul programme de yoga sur chaise pour les personnes âgées dont vous aurez besoin .* Publié indépendamment.

Rissanen, J., Walker, S., Pareja-Blanco, F. et Häkkinen, K. (2022). Entraînement en résistance basé sur la vélocité : les femmes ont-elles besoin d'une plus grande perte de vélocité pour maximiser les adaptations ? *Journal européen de physiologie appliquée* , *122* (5), 1269-1280. https://doi.org/10.1007/s00421-022-04925-3

Scott, J. (2022). *Exercices sur chaise pour les personnes âgées : un guide complet sur les étirements et les poses que vous pouvez faire assis à la maison* . Publié indépendamment.

En ligneShifroni, E. (2014). *Une chaise pour le yoga: Un guide complet de la pratique du yoga Iyengar avec une chaise* (2e éd.). Plate-forme de publication indépendante CreateSpace.

En ligneSingh, D. (2006). Allure universelle de la figure du sablier : une théorie évolutive de l'attractivité physique féminine. *Cliniques de chirurgie plastique* , *33* (3), 359–370. https://doi.org/10.1016/j.cps.2006.05.007

Staron, RS, Hagerman, FC, Hikida, RS, Murray, TF, Hostler, DP, Crill, MT, Ragg, KE et Toma, K. (2000). Composition des types de fibres du muscle vaste latéral des jeunes hommes et femmes. *Tourillon d'histochimie et de cytochimie* , *48* (5), 623–629. https://doi.org/10.1177/002215540004800506

Vehrs, P., & Hager, R. (2006). Évaluation et interprétation de la composition corporelle en éducation physique. *Journal d'éducation physique, de loisirs et de danse* , *77* (7), 46–51. https://doi.org/10.1080/07303084.2006.10597907

Wang, WL, Chen, KH, Pan, YC, Yang, SN et Chan, YY (2020). L'effet du yoga sur la qualité du sommeil et l'insomnie chez les femmes ayant des problèmes de sommeil : une revue systématique et une méta-analyse. *Psychiatrie BMC* , *20* (1). https://doi.org/10.1186/s12888-020-02566-4

Utilisation liée au bien-être des approches de santé complémentaires courantes chez les adultes : États-Unis, 2012 . (2012). NCCIH. https://www.nccih.nih.gov/research/wellness-related-use-of-common-complementary-health-approaches-among-adults-united-states-2012

www.ingramcontent.com/pod-product-compliance
Lightning Source LLC
Chambersburg PA
CBHW050503160726
48003CB00001B/134